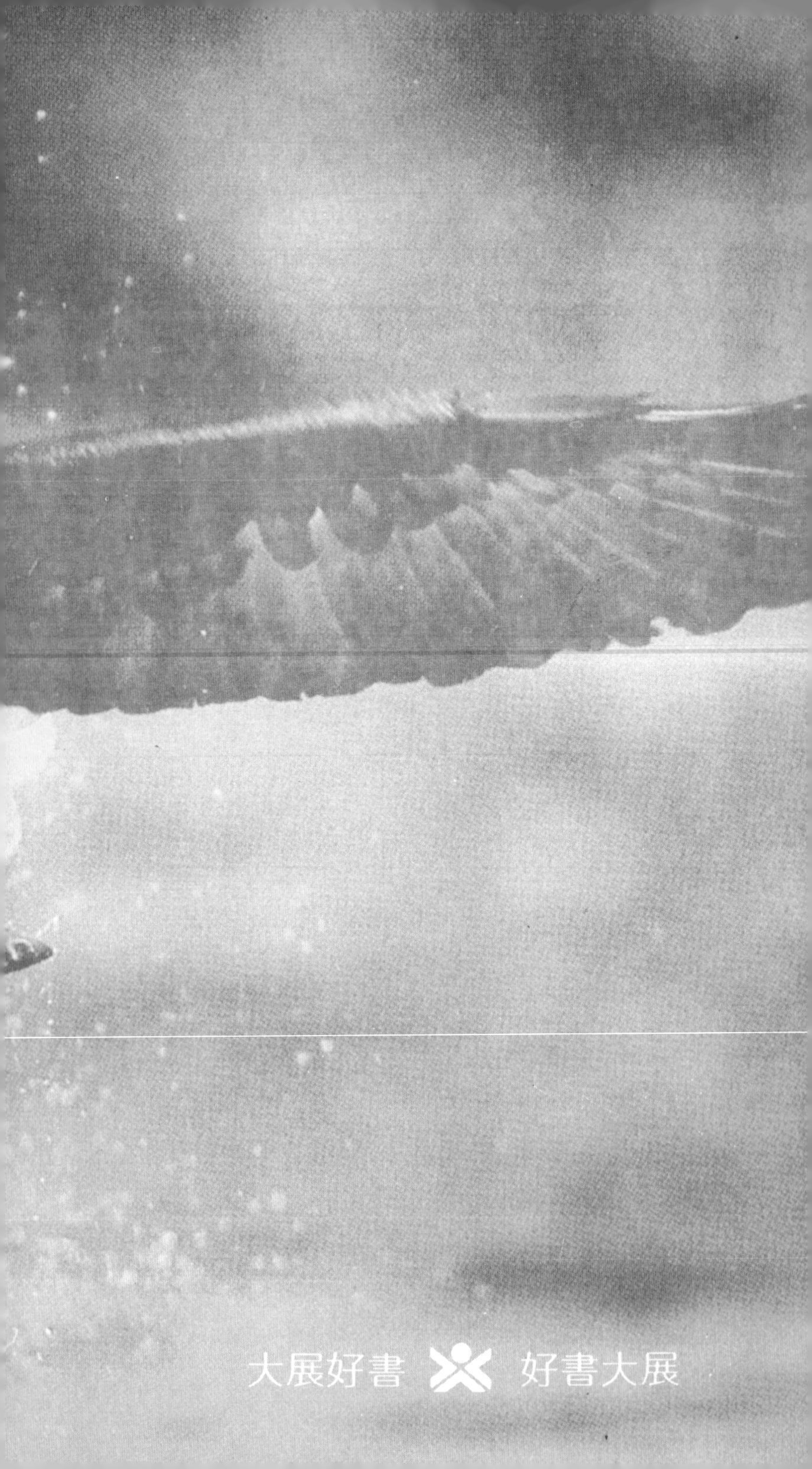
大展好書 好書大展

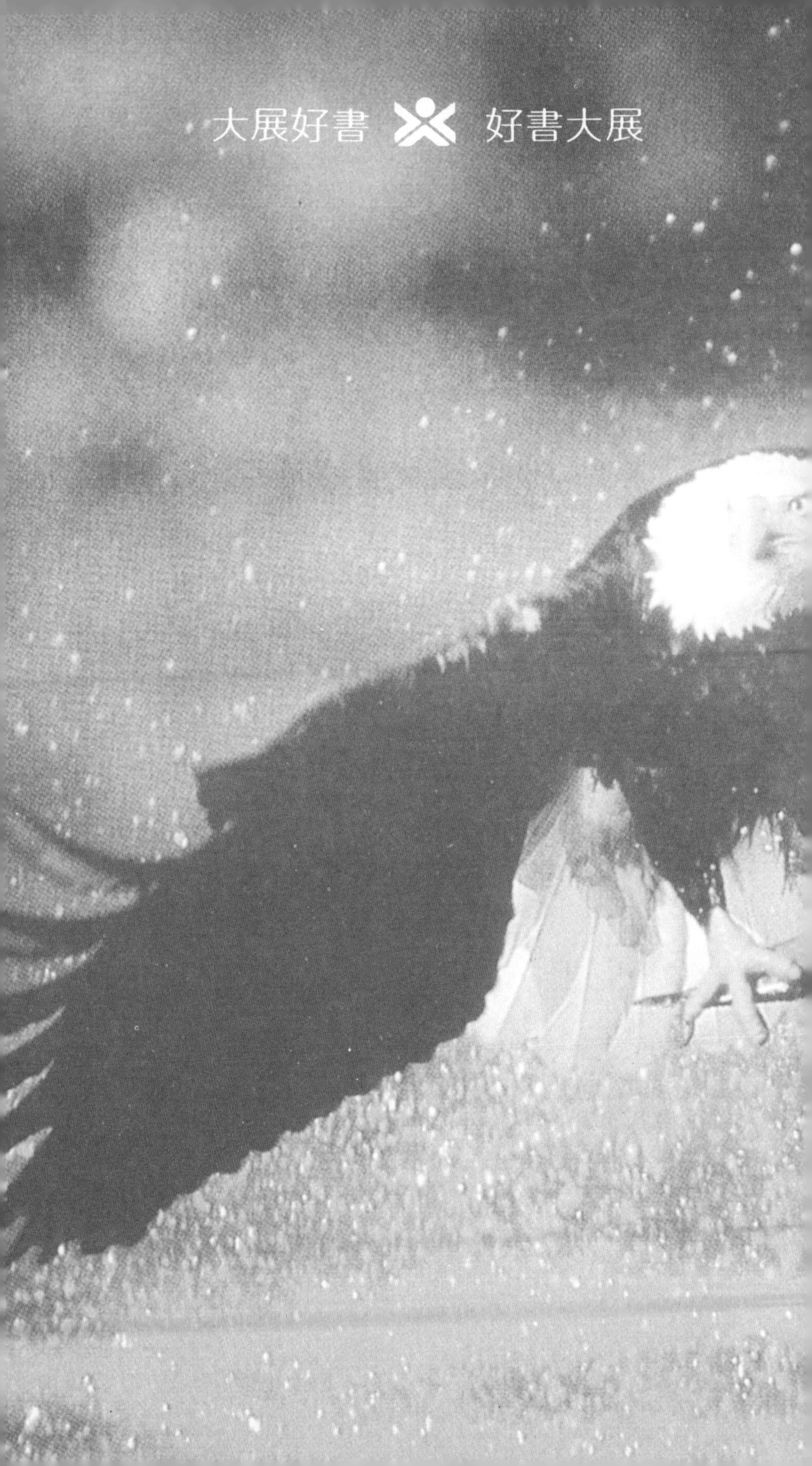
大展好書 好書大展

婦幼天地
45

享瘦
從腳開始

山田陽子／著　杜秀卿／譯

大展出版社有限公司
DAH-JAAN PUBLISHING CO., LTD.

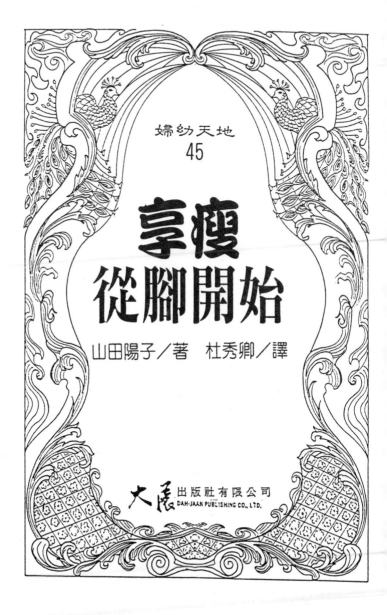

前言

當我說「你是O型腿吔」時，很多人都感到訝異。因為大家對O型腿的印象就好像螃蟹走路一樣，覺得自己的腿怎麼會這樣難看呢？可是有人認為國人九成都是O型腿，不過程度弱強不一而已。

考慮到健康和美容的問題，就必須探討O型腿。的確，我國算得上是長壽民族，但是另一方面，健康上的問題也可以說是民族特有的症狀，包括肩膀酸痛、手腳冰冷症、近視、腰痛、胃下垂、容易疲倦體質等，皆不容忽視。

我認為「健康的根源在於腳，腳是人類身體的基礎」，基於這個假設而對前述的症狀與O型腿的因果關係進行研究。

北海道治療師協會的兒玉讓次、吉橋昌厚先生，日本整脊療法的大越勝衛、鈴木正教、川村昇山先生，以及宮本纊吉、英正兩先生，藤田明博先生指導我骨骼矯正、解剖生理學等，加上獨特的研究，而想出了「山田式〇型腿矯正健康法」。

後來發現「〇型腿矯正健康法」對於女性特有的美容上的問題、生理痛、腫包、肌膚乾燥、便秘及下半身肥胖等，具有加以消除的功效。

西元一九八六年在女性雜誌『ウィズ』上介紹之後，讀者的回響超乎我的想像，最大的反應就是能夠消除下半身的肥胖。也就是女性所煩惱的「下腹部和腿很難消瘦」已不再成為困擾。

而且「山田式」的效果是從腳消瘦，消瘦之後也會擁有窈窕的體型，因而獲得衆多支持。

為了消除肥胖等美容和健康上的問題，並提升全身瘦身的效果，因而加以改良之前的「山田式」健康法。

透過矯正〇型腿的工作，我深深的了解對女性而言，健康和美容上的煩惱，會令人變得悲觀。

本書的讀者們，不要只是追求外在美，如果想要從內在變得美麗，卻因健康、美容的煩惱而受到阻礙時，一定要活用「山田式」。「山田式」具有使妳的人生變得積極、開朗的作用，希望妳每天都過得愉快。

夏威夷大學客座教授　山田陽子

●對本書有疑問的洽詢方法

〒150 東京都渋谷区櫻丘町一七—六
渋谷協栄ビルB2
山田陽子プロポーション・クリニック
☎03・3496・8081

目錄

第二章　矯正O型腿之後就能消瘦

——應該了解腳與肥胖的密切關係

第三章 「腹部」消瘦

——體型完全改變的山田式・骨盆體操的卓效

第四章　消瘦的健康美人

——自然肌膚充滿活力，創造女性美的秘密

第五章　均衡、減肥，達到雙倍效果

——利用飲食法加速瘦身效果

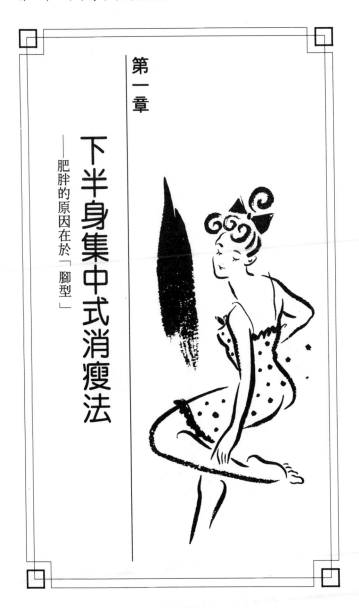

第一章

下半身集中式消瘦法

——肥胖的原因在於「腳型」

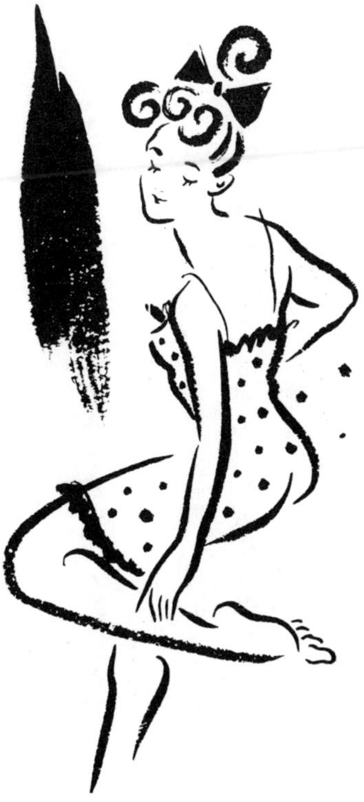

體重減輕了九・五公斤

整個下半身有贅肉附著。

最近妳是不是有這種煩惱呢?贅肉幾乎都是在不知不覺間附著於身上的。

尤其是過了二十五歲以後，即使是瘦子也要注意。贅肉開始附著在我們的身上時，我們會覺得「反正會慢慢瘦下去嘛」而掉以輕心，結果形成下半身臃腫的現象。

舉個例子——內藤春美是位二十七歲的家庭主婦，臉型立體，而且待人處事讓人覺得非常的聰明賢慧，可算是美人。遺憾的是看瘦身前的照片（十六頁），實在說不上苗條，「美人」的印象大打折扣。

請看看這張瘦身前面向前方、筆直站立的照片，胸部、腰部、臀部、大腿……是否注意到「有什麼東西」在身上呢?這個「什麼東西」就是造成她形成肥胖體型，尤其造成下半身臃腫的最大原因。

那是在膝蓋以下的縫隙及朝外側的彎曲，也就是說為大家所知道的O型腿。

O型腿是指雙腳呈O型線條彎曲，國人有九成，即每十人中有九人是O型腿（或OX型腿），這是國人的體型特徵。

O型腿對於肥胖（尤其是下半身），美容和健康方面的影響，超出我們的想像。關於這點，在第二章之後會有說明。

我幫內藤女士矯正O型腿後，僅僅一個月就減輕了九・五公斤。

體重　六三・五公斤→五四公斤

腰圍　七三・五公分→六三・五公分

臀圍　九五公分→八八・五公分

腰圍瘦了十公分，臀圍縮小了六・五公分，而腰圍、臀圍變小，正是O型腿矯正的特殊效果。

通常減肥成功只是上半身變得修長，下腹部、下半身並無法形成修長的體型，這是很多人共同的經驗。

內藤女士在O型腿瘦身前，整個腿部缺乏緊度，大腿為五八公分。矯正後縮小了七・五公分，為五〇・五公分。數字是表示各部分的消瘦度，身材變得勻稱，擁有優美的體型，而她本人也變得開朗，令人高興。

內藤春美女士（27歲・主婦）

BEFORE（之前）

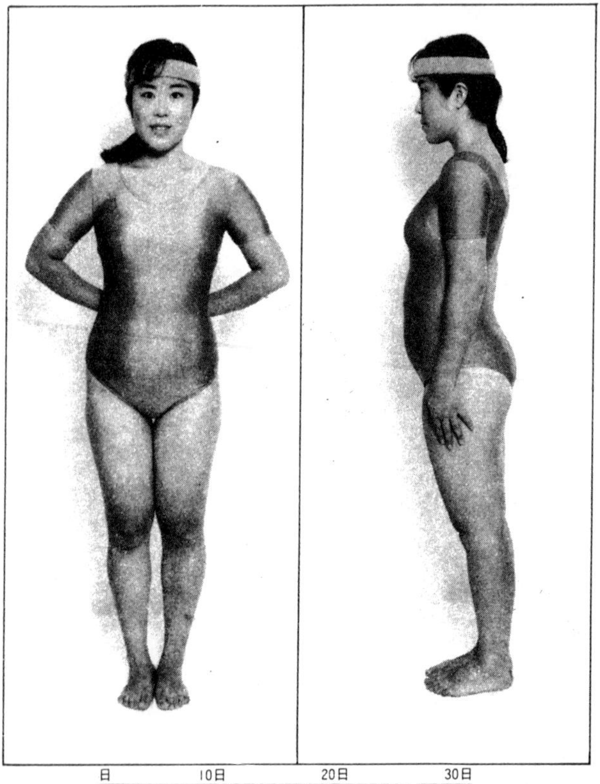

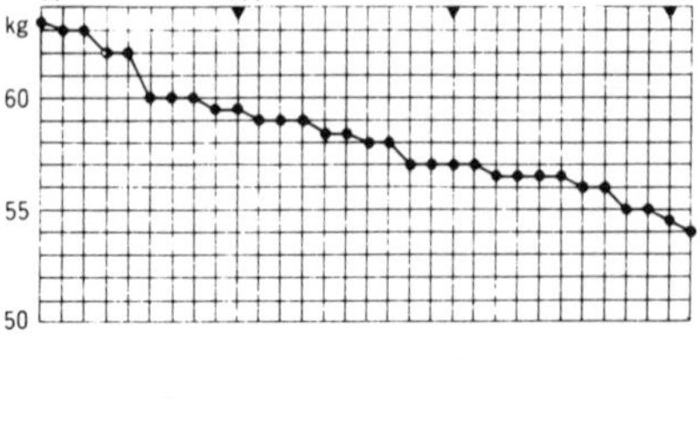

體重的變化

★減輕9.5公斤的體重！
AFTER（之後）

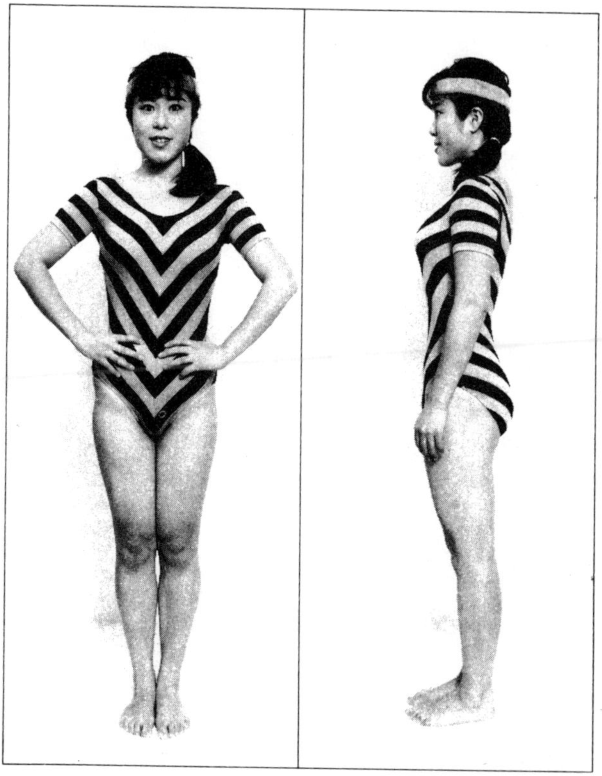

	身高	體重	B	W	H	大腿	小腿肚	腳踝
BEFORE	162.0	63.5	90.0	73.5	95.0	58.0	38.0	23.0
AFTER	162.0	54.0	84.5	63.0	88.5	50.5	34.0	21.5

●單位體重為kg，其他為cm

老實說，在一個月內能讓內藤女士發生這麼大的變化，我自己也很驚訝。

我是O型腿

瘦身後，內藤女士這麼說：

「因為從小我就吃不胖，所以我認為自己絕對不會超過六十公斤，故而我不覺得自己會發胖。由於家裡的浴缸發生故障，我就到附近的公共澡堂。

在沐浴時若無其事的照鏡子，發現與周圍的人相比，我非常的胖。剎那間我以為自己眼花，再仔細的凝視鏡子，真的只有我很胖……。

洗完澡後，我趕快站到體重計上。天哪！指針竟然輕易的超過六十公斤，指著六三・五公斤。

這結果宛如晴天霹靂，令我深受打擊。

我的胃腸強健，除了蔬菜，什麼都吃得很多，也喝得很多，剛結婚兩年。在飲食方面我很喜歡吃飯，而且嗜吃油炸食品和鰻魚、牛排等。我和老公都很喜歡喝酒，下半身的肥胖，尤其是下腹部的突出，在結婚時他就知道了。

但在公共澡堂得知自己的體重後，我覺得這樣子不行，一定要減肥，於是前往山田陽子瘦身中心。

她開口就對我說：『妳是O型腿，膝以下都是彎曲的。身體是不是覺得不舒服呢？臉會**浮腫**、出現**斑點**。首先要矯正過胖和O型腿的問題，否則根本沒用。』

我聽到自己是O型腿感到非常訝異，因為我不曾想過自己會是O型腿。O型腿會給人腿型難看的想像，所以我真是頗感挫折。

而且老師還說，O型腿會對全身的骨骼和神經造成不良影響，因此，我決定接受O型腿矯正。可是我是那種三分鐘熱度的人，所以我告訴自己，要認真的施行一個月。」

內藤女士其實是相當嚴重的O型腿，可是她自己並未察覺到這一點，O型腿大都是在別人指出以後才會察覺。

O型腿對身體造成的不良影響

O型腿到底是何種狀態呢？很多人和內藤女士一樣，在聽到O型腿時都會想像是朝外側大幅度彎曲的腳型。其實不然，這是錯誤的認知。

所謂O型腿，是兩腳腳跟和趾尖靠攏時，兩大腿、兩膝、兩小腿肚和兩內踝中，任何部分稍微分開的腳。這些縫隙和彎曲的情形，會對肥胖、健康、美容造成極大的不良影響。若是放任不管，哪怕只是一公分的縫隙，可能會擴展為兩公分、三公分，甚至進行為可塞下一個拳頭的強度O型腿。因此要儘早矯正O型腿。

O型腿有什麼害處嗎？O型腿的害處是會對各部位造成各種影響。

人類的骨骼是由顱骨、脊椎（頸椎、胸椎、腰椎等）、胸廓（肋骨、胸骨）、上肢骨、下肢骨、骨盆所構成的。在這些骨中分佈著由腦所控制的十二對腦神經和三十一對脊髓神經，亦即中樞神經。

此外，還有遍佈全身各器官的末梢神經出入，同時在骨骼周圍有肌肉（骨骼肌）附著。骨骼具有運動、支撐身體、保護臟器、造血等作用。

不管O型腿程度如何，都會造成骨骼的歪斜，而影響最大的就是骨盆。

骨盆是身體「重要」的骨骼，一旦位置出現歪斜，身體無法保持平衡，重心會傾斜。一旦重心傾斜，就如瘦身前的內藤女士，會形成前傾的姿勢。一旦骨盆傾斜，腹部就會發脹，體調崩潰。

歪斜的骨盆會對其他骨骼造成連鎖反應而產生歪斜，壓迫肌肉和神經，使血液和淋巴液的流通不順暢。因此，我們無法保持正常的體調，就會出現頭痛、肩膀酸痛、胃腸障礙等毛病。身體的毛病如下所述，因產生歪斜的部位不同而有差異。

●頸椎的歪斜……頭痛、肌膚乾燥、斑點、雀斑、深皺紋、神經衰弱、眼、耳、鼻、口的疾病、失眠症。

●胸椎的歪斜……胸部下垂、肩膀酸痛、胃腸等各內臟的疾病、駝背、背部疼痛。

●骨盆、腰椎的歪斜……腰痛、便秘、下痢、胃下垂、胃腸障礙、生理痛、生理不順、子宮後屈、不孕症、手腳冰冷症。

●下肢骨的歪斜……足腰容易倦怠、膝下到腳無法伸直、體質虛弱、幼兒期開始很難長高。

併用山田式減肥法，立刻產生效果

骨骼的歪斜會導致身體很多不快的變調情形。歪斜的原因有些是天生的，有些是疾病或受傷引起的，有些則是日常生活偏差的動作、不良姿勢的習慣化等造成的，我認為O型腿是人類健康不好的元兇之一。

內藤女士的O型腿所造成之影響，以骨盆最為顯著。O型腿導致骨盆的歪斜，而歪斜的骨盆又使得O型腿更為惡化，形成惡性循環。所以她是重症的情形。

重症的O型腿，只要有效地矯正歪斜的骨盆，進行食物療法，併用減肥方法即可。這是因為矯正能使股關節和肌肉柔軟，讓受到壓迫的神經恢復正常，血液和淋巴液流通順暢，但是圍繞骨盆的脂肪層肥厚的話，就無法提升矯正的效果。

想要靠著矯正O型腿達到瘦身的效果，而且要在短期間做到，併用食物療法最為有效。內藤女士肥胖的另一個原因就是熱量攝取過多，因此要限制熱量的攝取，同時均衡營養，以此方式進行減肥。（關於「山田式減肥法」請參閱第五章）

內藤女士早、中、晚攝取調理前重量為一百公克的蔬菜，口味較淡的馬鈴薯一個，蛋白質一天要攝取六種，早中晚各攝取兩種。此外，每餐還要攝取一大匙的蛋白質。

一日所需的蛋白質，肉六十公克、魚六十公克、牛奶一八〇CC、豆腐半塊、納豆一小包，蛋一個，這就是「均衡營養食」。對於減肥非常有效，熱量合計為七二〇大卡。一餐蔬菜一百公克，就是芋頭小的兩個、菠菜半把、南瓜兩、三塊左右。對於減肥的人而言，或許會哀嘆「怎麼吃得這麼少啊！」但是習慣以後就好了。這種蛋白質和蔬菜的攝取是我的減肥方法之特色。

內藤女士也許覺得很辛苦，但是持續努力之後，O型腿矯正的效果快速提升，一週內減輕為六十公斤。她的體重減輕了三•五公斤。要注意的是早中晚三餐都要吃，有些人不吃早餐或午餐，其實這樣會造成發胖體質。

例如二千大卡的飲食，如果一天只靠一餐來攝取，比起分成三次攝取，利用小動物做的實驗可以證明，前者會使熱量的吸收、脂肪的蓄積增大。所以一次攝取是發胖的根源，絕對不可如此。

即使是營養均衡的菜單，量大也會使得效果減半或化為零，因此吃八分飽即可。

此外用餐時一定要充分咀嚼。我會嚴格要求受我指導的人每口都要咀嚼一百次，像飯等和含有分解澱粉酵素的唾液混合，越是充分咀嚼越不會對胃腸等消化器官造成負擔，同時也能消除與腹部肥胖有關的便秘等現象。

產生O型腿的不良姿勢

除了飲食，我還要內藤女士在日常生活中遵守以下的注意事項：

●最晚十點就寢。

●嚴禁穿著會對骨盆造成負擔的高跟鞋。鞋跟在三公分以下，也不要穿鞋底磨損的鞋子。

●不要穿吊襪帶或是緊身衣等，會造成血液循環不良的緊包式衣物。

●寢具較硬爲宜。不要睡柔軟的床墊，改而選擇硬梆梆的墊子，才是創造美麗體型的要素。

最晚十點就寢似乎很難做到，但是如果妳從今天就下定決心「減肥」、「矯正腳型」，在提升效果之前最好**盡可能**遵守這些事項。

至於高跟鞋，我也知道穿上以後能夠修正身材，顯得婀娜多姿，但是尚未達到目的之前還是忍耐吧！只要了解高跟鞋的害處，才能正確地使用鞋子。

另外，日常的動作嚴禁以下的「不良姿勢」。

●壓著腳坐著。

●腳交疊。

●以「稍息」的姿勢站立。

這些都是會使得O型腿更為惡化的可怕習慣。有很多人在不知不覺間都養成這些習慣，所以一定要牢記在心。這些「不良姿勢」經常反覆出現時，會使身體重心偏向左或右，而承受重壓負擔側的腳的股關節會朝外側突出，這種情形持續下去，就會形成亞脫臼狀態，亦即將要脫臼的狀態。不僅股關節活動不良，而且稍微走動一下就很容易疲倦。

像內藤女士就經常壓著腳坐著，而腳交疊也是生活習慣的一部份。

從「下半身」開始消瘦

這些不良習慣使得內藤女士的骨盆朝外側張開，而她的一大煩惱就是下半身肥胖，再加上在雙頰成為蝴蝶型毛細孔擴張的草莓肌（臉頰通紅的狀態）也是問題。而在草莓肌的表面還有很多細小的茶色斑點，使她很煩惱。這當然是受到荷爾蒙和紫外線等的影響，可是藉著調整頸椎的歪斜也能使其消失。

此外，還有胸部下垂、臀部下垂等的困擾。這也是O型腿體型的特徵，矯正O型腿以後就能改善。

首先花一小時進行O型腿調整法（調整骨盆和股關節、足關節，同時調整頸椎的歪斜），並利用改善血液循環醫療機器，全身施行空氣壓一小時。

空氣壓能夠促進血液循環，使新陳代謝旺盛，毫不勉強地減肥，同時也具有緊繃身體的效果。此外還能去除體內積存的老廢物，使淋巴液流通順暢，可說是最適合美容的有效方法。

「總之，努力了一個月，真的出現連自己都感到驚訝的效果，不僅消瘦下來，而且腿也變細了，這是最大的喜悅。通常就算瘦了十公斤，也是先從胸部瘦起，而我的胸圍雖然稍減，腋下和胃上方的贅肉不見了，並不覺得是胸部變小了。

而且胃上方的贅肉去除以後，整個乳房提升了，背部的肉去除以後，體型變得修長。這是親朋好友的說法哦。

從大腿開始，連腳踝也變細了，令我十分高興。腳踝如果太粗的話，看起來就像老人家一樣……。矯正O型腿之後，肌膚變得柔潤，便秘也痊癒了。以前臉上有很多小斑點，而今幾乎都已變淡或消失了。我認為毛細孔擴張是老化現象的開始，但是現在肌膚紋理細緻，具有張力。

原因似乎是來自頸椎的歪斜，因此老師為我矯正頸部，令我感到非常舒服，肩膀以上覺得輕鬆。

我自己領受到這些效果，覺得非常健康。以前懶得做的家事，如打掃和燙衣服，現在做起來都不會疲倦，心情完全不同，真是太棒了！」

內藤女士在矯正O型腿以後，訴說這樣的效果。

胸部變大令人不可思議

O型腿有兩種型態，一是先天性的，一是長大以後因為某種原因造成的後天性，而令人困擾的，就是先天性加上後天性形成的強度O型腿。

坂本久美子女士是二十八歲的繪圖師兼家庭主婦。

她是先天性O型腿，而在日常生活中又經常壓著腳坐著，每天都重複這種「不良姿勢」，因而形成強度O型腿，來到本中心求助。

她的腳、膝以下大幅度彎曲成香蕉形，因此腹部經常覺得不舒服。

「我還記得上幼稚園時，同學都說『妳的腳型好奇怪哦』，教我十分懊惱。

山田老師告訴我『妳是虛弱體質』，的確，從小開始就身體虛弱，經常感冒，肚子不舒服，動不動就請假。」

坂本女士有O型腿型的人出現的所有症狀，除了腹部失調，身體容易疲倦。她在三週內嘗試十次的矯正。坂本女士的矯正比較簡單，第一次就擁有美麗的腳型。

現在雙腳能夠完全貼合，而且以往身體的不適現象也消失了，值得注意的則是胸部。胸圍原為七五公分，三週後增加二•五公分，成為七七•五公分，同時臀部縮小了五公分，結果擁有優美的體態，全身出現圓潤的體型。

坂本女士認為自己因此而得到健康。

內藤春美是瘦身的成功例子，而坂本久美子的胸部變大，上半身沒有贅肉，擁有圓潤體型，也是很好的例子。

也就是說矯正O型腿具有完全相反的效果。總之，O型腿是肥胖的原因，也是過瘦的原因。矯正O型腿會使太胖的人變瘦，相反的，也會使太瘦的人適度地增胖。不管怎麼說，O型腿對於女性的美容而言是大敵。

坂本久美子女士（28歲・主婦）

← BEFORE

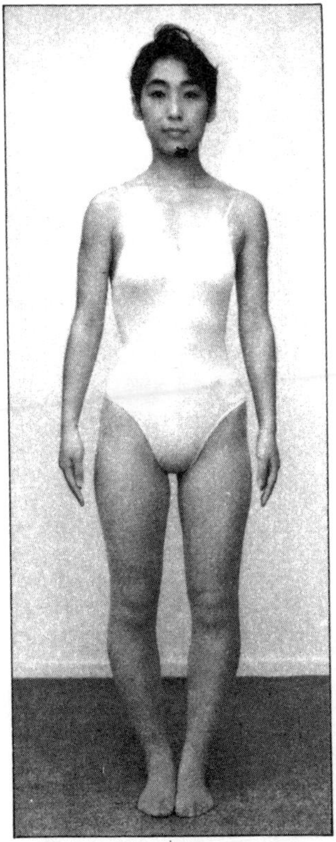

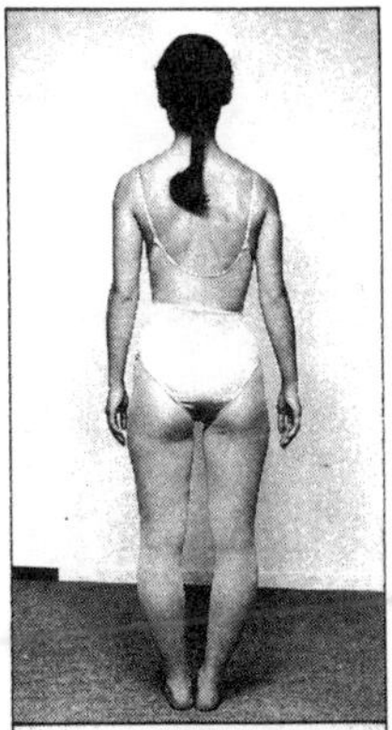

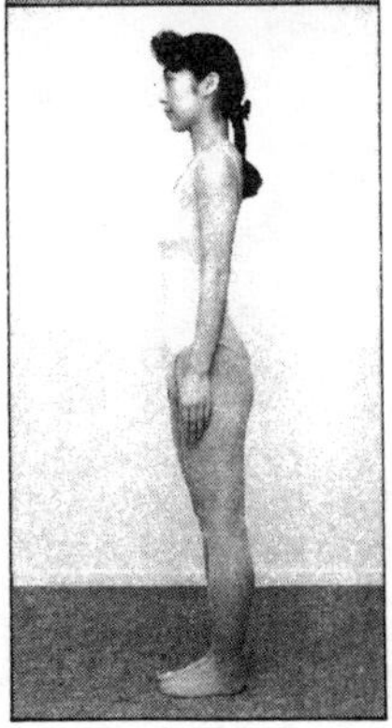

身高	體重	B(頂端)	B(底部)	W
156.0	46.0	75.0	66.5	58.5
H	大腿	小腿肚	腳踝	
89.5	50.7	34.6	20.3	

★只進行一次矯正就得到這些成果

←

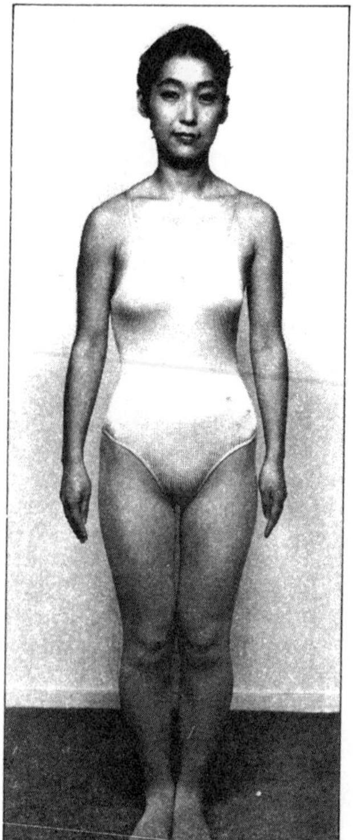

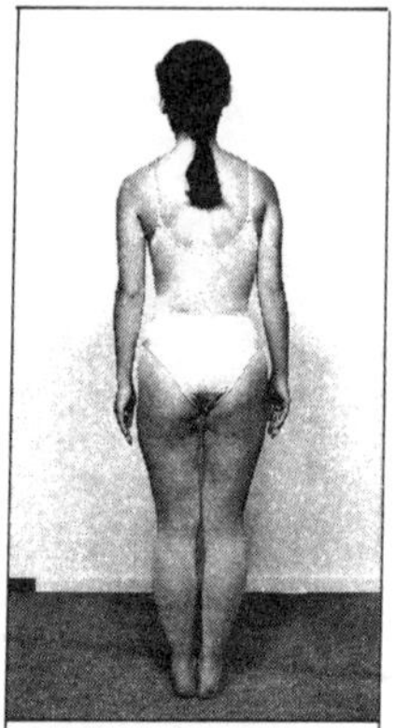

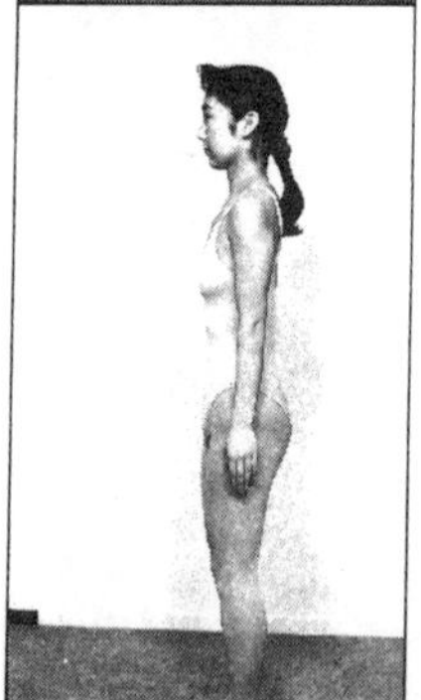

坂本女士在3週內進行10次矯正，在最初的矯正時彎曲的腳就變成這個樣子，結束時乳房也上抬了。

★乳房變大臀部縮小
AFTER

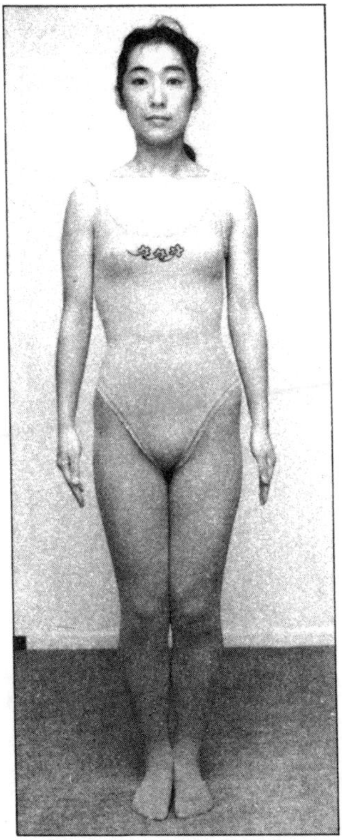
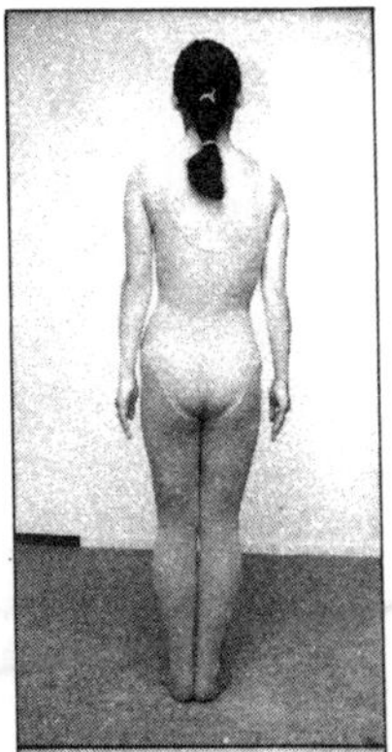
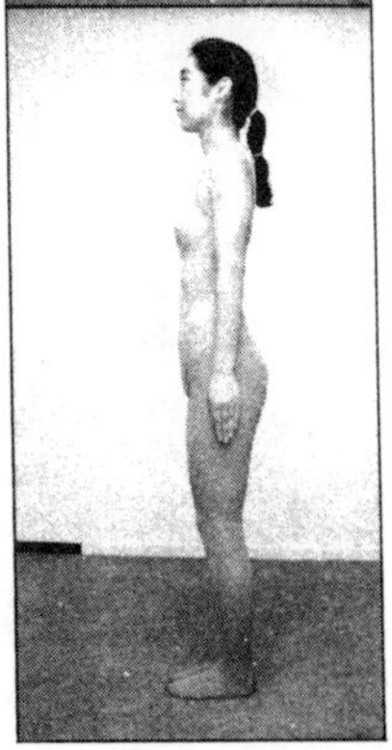

身高	體重	B(頂端)	B(底部)	W
156.0	46.0	77.5	65.8	57.5
H	大腿	小腿肚	腳踝	
84.5	50.5	34.0	20.3	

緊張姿勢對肌肉造成的害處

為什麼O型腿是肥胖的原因呢？我們的食慾是由大腦所控制的，大腦是由新皮質、舊皮質（大腦邊緣系）、腦幹這三層所構成的，感覺到滿腹和空腹的中樞位於掌管構成生命根源的腦幹的丘腦下部。

掌握食慾的中樞（稱為攝食中樞）會湧現食慾，使我們去攝食。攝食中樞和大腦邊緣系有密切關係，也可以說大腦邊緣系控制攝食中樞。大腦邊緣系與我們生存的本能心理有關，也就是說和呼吸慾、睡眠慾、飲慾、食慾、性慾、群衆慾等相關。

根據時實利彥先生的著作《腦之話》所言：

||||||||||||||

這些慾求的心因為某些原因受到阻礙時，我們就會產生窒息感，覺得睡眠不足，會有渴感、空腹感、空閨感、孤獨感等。

以食慾而言，滿足欲求不滿的行動就是食慾，這就是我們飲食行為的基本型態。

相信大家都已知道壓力與過食的關係。壓力就是紊亂大腦邊緣系的作用，即本能的心的因素，因此會阻礙攝食中樞而引起過食傾向。

此外，壓力也會使我們的站姿或坐姿等保持這種姿勢的肌肉（**姿勢肌**）形成過度緊張。姿勢肌是從頸部到背部、支撐脊椎的肌肉，也是人類與其他動物不同的特徵。姿勢肌過度緊張導致疲勞，產生血液循環惡化，引起痙攣，另外還有頭痛、肩膀酸痛、背痛、腰痛等我們平常就會經歷的變調現象。此外，女性會有生理痛、生理不順、手腳冰冷症等特有的不定愁訴（頭痛、生理痛等身體變調不算是疾病）。

也就是說，姿勢肌對人類而言是一大弱點。姿勢肌的上方承受著沉重的頭部，因此當壓力造成緊張時，姿勢肌也會形成很大的負擔。而我們為了逃離壓力，想要採取輕鬆的姿勢，所以就會出現那些「不艮姿勢」。

O型腿的人大都會壓著腳坐

結果造成O型腿，使得骨盆和腰椎等歪斜。歪斜部位的周圍血液循環不順暢，因此新陳代謝停滯，能量無法充分消耗掉，就會使得脂肪＝贅肉蓄積，而成為下半身肥胖的原因。

身體的變調、不定愁訴當然也會連帶引起壓力，因此會出現具有個人差的過食傾向。

此外，骨盆的歪斜主要會導致胃腸出毛病，出現過食、食慾不振或消化不良等現象。也就是說亦會形成過瘦，但是過瘦的只有上半身而已，下半身相形之下還是略微肥胖，這就是O型腿體型的特徵。坂本女士即為代表例。

此外，O型腿體型的人大都會壓著腳坐。大家也知道乳房大部分都是脂肪，O型腿的人脂肪集中於下半身，無法到達乳房，因而不能形成豐滿的胸部。同時骨盆的位置朝左或右傾斜，而傾斜側的乳房大都不發達。雙乳大小產生顯著差距的人，或是單側乳房較硬而萎縮的人，骨盆有傾斜的傾向。

臀部的脂肪立刻去除

林法江女士是位四十五歲的家庭主婦，也因「不良姿勢」的生活習慣而形成O型腿。結果骨盆突出，食慾突然變得旺盛，很快就發胖了，而且臀圍竟達一〇二公分。身高一五八公分，所以不算是均衡的體型。她的骶骨（脊椎最下方的骨骼）朝後方突出，因此有大量脂肪附著臀部。

骶骨朝後方突出就會形成容易生病的虛弱體質，林女士即有氣喘的毛病，每年到了秋天就會發作，非常難受。然而矯正O型腿以後開始產生體力，原本容易疲倦的體質亦獲得改善，不再有氣喘發作的現象。

問題在於臀部。經過四十次矯正的結果，接近正常的尺寸，恢復為九三分，而且體型良好，看圖片即可得知。尤其是臀部挺起，整個腳變細了，嚴重的O型腿轉變成修長的下半身。

此外，同樣是虛弱體質，有人不會特別胖或特別瘦，像在唱片公司上班的福澤洋美小姐（二十八歲）就是一例。

她從小就是O型腿，上高中之後因為參加田徑社，使得O型腿更為嚴重。

O型腿的人如果持續嚴格的運動，身體一定會失調。因為O型腿而導致骨骼歪斜，嚴格的運動又會增加骨骼必要以上的負擔，致使歪斜的情形更加惡化。

福澤小姐在日常生活中的「不良姿勢」成為習慣，股關節幾乎形成脫臼狀態，結果骨盆顯著右傾，右腳比左腳短了兩公分。

另外還有膝以下彎曲的問題。福澤小姐雙腳的縫隙很大，活脫脫就是O型腿的樣本，其間甚至可以放入一半拳頭（十四公分左右）。

林法江女士（45歲・主婦）
BEFORE

←

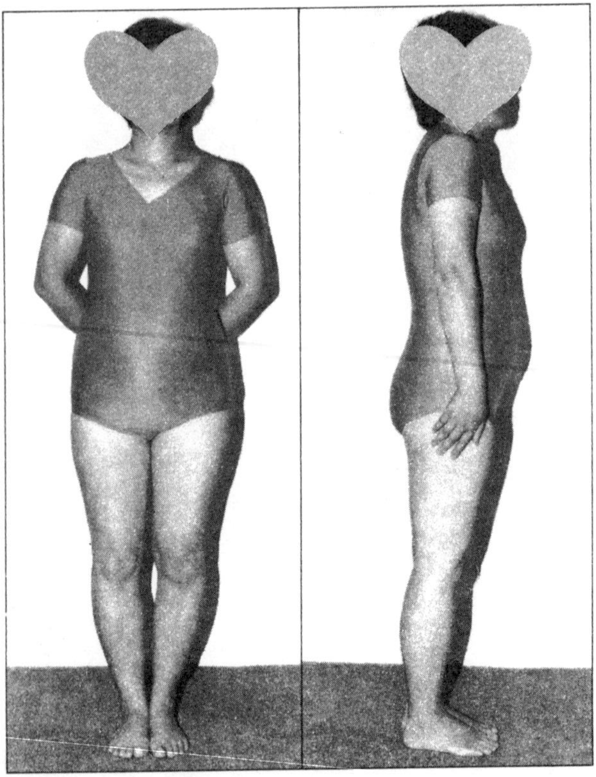

身高	體重	B（頂端）	B（底部）	W
158.0	66.6	93.5	84.0	80.0
H	大腿	小腿肚	腳踝	
102.0	60.8	38.7	21.6	

★減輕了10公斤體重！下半身消瘦 AFTER

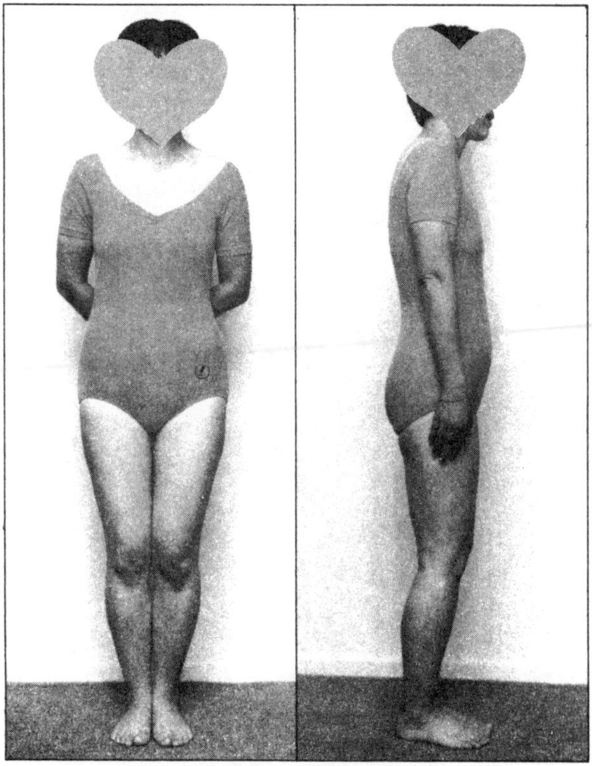

身高	體重	B（頂端）	B（底部）	W
158.0	56.6	84.0	78.0	70.0
H	大腿	小腿肚	腳踝	
93.0	53.0	36.0	21.1	

★骶骨突出，臀部變大

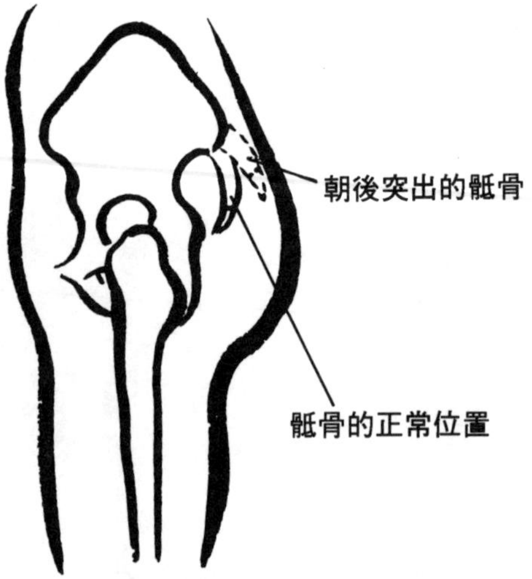

形成O型腿後骶骨會往後突出

而這縫隙不是一開始就有的，乃緩慢進行的。

虛弱體質的福澤小姐的身體失調現象，主要是腰痛和導致步行困難的股關節疼痛。到整形外科看門診卻無法治好，覺得很痛苦。經過矯正之後，股關節得到調整，一週內疼痛消失，體調輕鬆。

舉了這麼多例子，讓各位了解O型腿的害處，那種痛苦若非本人即難以體會，妳的痛苦只有自己了解，所以要儘早改善O型腿體型，過著隨時能夠保持優美體態和健康的生活，這才是我的願望。

「山田式O型腿矯正」誕生的祕密

我在小時候，青春期都和「疾病」結緣。我的身子天生孱弱，孩提時代自有記憶以來，就經常感冒、扁桃腺腫脹，時時請假，躺在家裡養病。在二十三歲時被醫生診斷出來的類風濕關節炎，據說從讀小學就開始了，二十年來過著痛苦的日子。與風濕戰鬥期間，腎炎惡化，即使服用利尿劑，有時從早上開始就一滴尿也排不出來。

臉和身體都異常浮腫，我想再尿不出來就要死了。當時的那種痛苦難以形容，我覺得在

福澤洋美女士（28歲・OL）

BEFORE

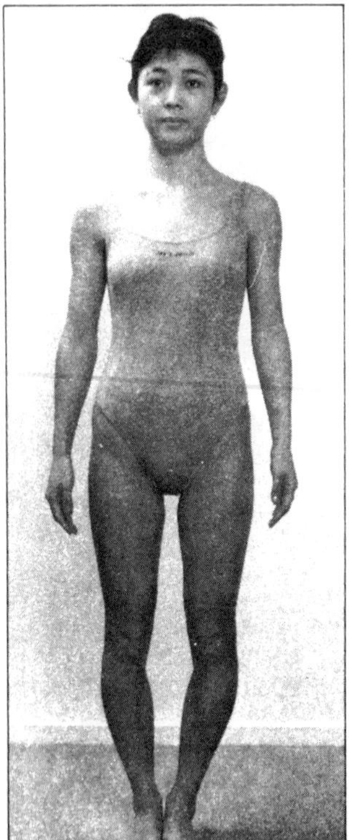

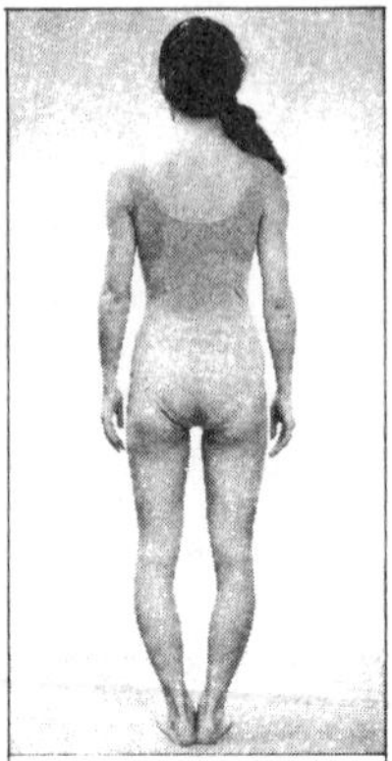

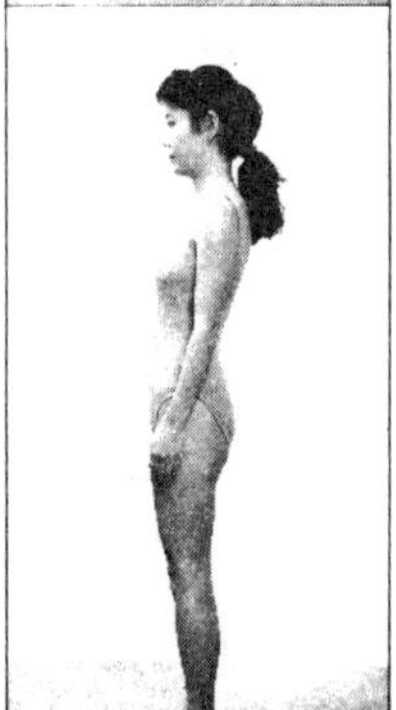

身高	體重	B(頂端)	B(底部)	W
154.2	44.0	80.0		61.0
H	大腿	小腿肚	腳踝	
85.0	47.8	31.7	18.7	

★O型腿的體型特徵，向後仰的身體變直了
AFTER

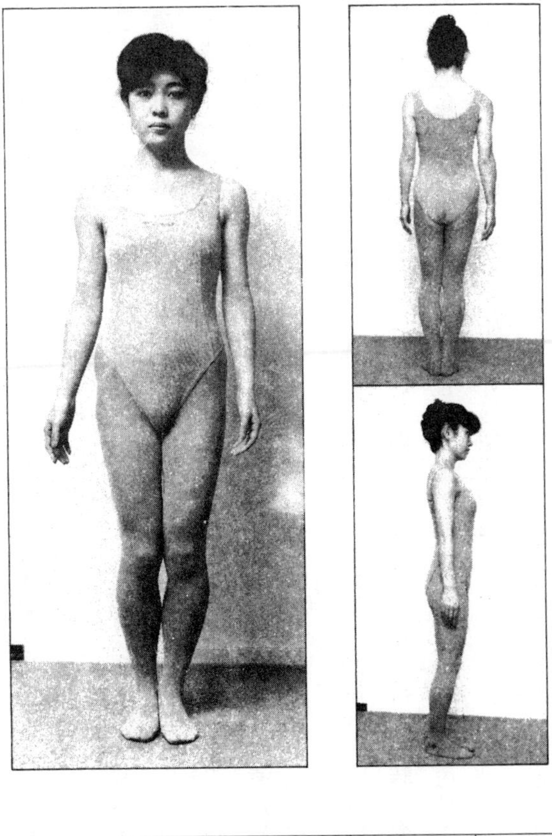

身高	體重	B(頂端)	B(底部)	W
155.2	42.0	80.0		58.0
H	大腿	小腿肚	腳踝	
82.0	47.0	31.7	18.2	

這種狀態下，光是上醫院根本不行，因為能治好早就治好了。後來我抱著姑且一試的心態拜訪整脊療法師，請他為我矯正身體。以前背部疼痛也曾在朋友的建議下，接受整脊療法，所以才想要試一試。藉著矯正，到了晚上終於能排尿了。

透過這個經驗，我領悟到矯正的偉大效果。因此，我認為想要得到健康，一定要學習矯正方法。這是我踏上此路的轉捩點。

首先，我加入日本整脊療法聯盟，在川村昇山先生的指導下開始研究，同時也加入北海道治療師協會，由恩師宮本續吉、英正兩先生指導我手技，並跟隨北海道大學醫學部的兒玉讓次教授學習解剖生理學。

後來我開設以瘦身為目的的美容沙龍，結果體調不好的人蜂擁而至，其中有幾位是O型腿。結果我對O型腿者的足關節（在腳踝的關節）和骨盆持續進行調整時，發現原本有縫隙的腳伸直了。也就是說骨盆的位置恢復正常之後，經由調整，O型腿亦可恢復筆直的狀態。我因而決定踏入一個新的領域，開始研究O型腿的矯正。

我想出了「山田式O型腿矯正」，不光是在外表矯正O型腿，同時也要使身體從內在美麗。

同時對於不來我這兒的人，也指導他們進行在自宅和外出時可以輕易矯正O型腿的伸展體操。伸展體操並不會讓人感到疲倦，而且能夠立刻產生效果。

身體的疲勞完全去除，很多人感到喜悅，令我深感自負。這個山田式的伸展體操和整脊療法，都是在我的診所進行的美容法。

為各位介紹診所的療程。首先是使用利用神經反射的體操使身體柔軟，去除肌肉的歪斜，矯正骨骼，使得神經反射和淋巴液的流通順暢，同時併用能去除腳歪斜的手技矯正法，使O型腿伸直。

骨骼矯正是修理身體的基礎

以往認為O型腿是天生的，O型腿的矯正在醫學上是屬於整形外科，然而效果不大。因為O型腿而引起的不定愁訴，在內科和婦科經常可見。

專門從事矯正O型腿的工作至今，服務過無數人，有O型腿的人會有很多關於體調的煩惱，而矯正的結果便是能夠使得這些煩惱完全消失。

●O型腿伸直。

●下半身肥胖改善。
●容易疲倦的體質改善。
●視力減退的現象消失。
●頸部的酸痛消失。
●異位性皮膚炎消除。
●斑點、雀斑、腫疱完全消失。
●乳房變大。
●沒有宿疾的煩惱。

此外，對於女性保持美麗和健康生活也能發揮效果。

也就是說不再歪斜的骨骼使得神經發揮正常機能，同時使荷爾蒙分泌順暢，對健康而言是重要要素。因此，我進行會造成各骨骼歪斜的元兇——O型腿的矯正，而本書則簡單明瞭地為各位介紹任何人皆可輕易進行矯正、調整骨骼的方法。

人類的基礎骨骼的歪斜如果放任不管，一定會損害健康。換言之，不改善基礎，失去的健康絕對無法拾回。

形成O型腿以後化妝也不漂亮

以往的瘦身法和「山田式O型腿矯正」法完全不同。

除了能夠使神經、血液、淋巴、肌肉、骨骼的作用恢復正常外，還能夠達到細瘦的腳和美麗的體型。瘦身一定要在充分了解身體的構造以後進行，不會損害健康或美容是前提。

一心想要減肥的人對於市售的減肥食品可謂趨之若鶩，但是光依賴飲食生活非常危險。因為忽略身體構造的瘦身法當然無用，減肥食品只是健康食品，不能當作主食。

希望變得好看不只是女性的要求，男性也有這種心理，但是草率幼稚的想法不僅無法達成願望，還會使體調崩潰，甚至無法收拾。

我再強調一次，想要追求美必須先了解身體的構造。你的身體是自己的，不屬於他人，即使親朋好友推薦你「買來試試嘛」，也不要盲目的趕緊購買，才算聰明。

國內女性亦擁有不亞於外國女人的身材，但是乳房和下半身的完成度還很低，就算藉助緊繃的束腹使得胸部看起來較大，也不具有美麗的形狀。

國內女性追求時髦和名牌化妝品，舉凡漂亮的內衣褲、服飾、飾物、鞋子、皮包……想買什麽都買得到，但是就算喜歡的東西，在確認是否適合自己之前，也要想一想健康和體型。

O型腿的人即使化妝也不漂亮。

這是因為受到頸椎歪斜的影響，一旦矯正O型腿，就能親眼看到自然肌膚的美麗。

頸椎的歪斜會使新陳代謝不活潑，臉色蒼白，角質的再生無法發揮正常作用，眼下出現黑眼圈，而且容易乾燥。另外像斑疹、斑點、雀斑、面皰、皺紋等問題會出現，因此，O型腿體型的人看起來比實際年齡要老。

當然，有人就想藉化妝品彌補這些缺點，但是化妝品係為正常的健康肌膚製造的，在不健康的肌膚上化妝，只是遮掩現狀，卻非解決之道。

改善O型腿以後，肌膚問題完全消除，變成血色良好的質感狀態。

若要化妝會發現很容易上妝，而且臉色好看。

希望我的「山田式O型腿矯正法」能夠使女性擁有美麗的肌膚，創造美好的體型，讓更多人得到健康。在第二章以後，將為各位介紹在自宅能夠輕易進行的矯正O型腿的伸展體操。以往試過各種瘦身法卻無法達到效果的人，或因O型腿而體調不良者，或是想矯正O型腿的人，不妨一試。

第二章

矯正O型腿之後就能消瘦

——應了解腳與肥胖的密切關係

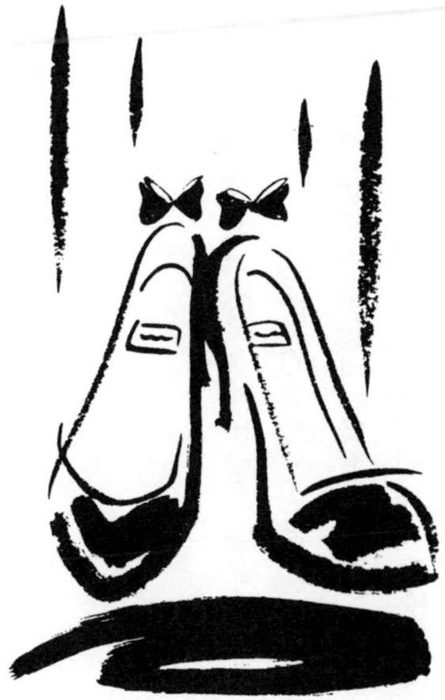

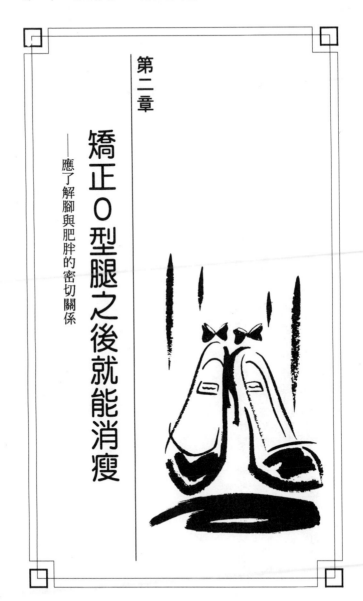

(1) 正確的O型腿判定法
——國內女性九成腳都有問題

下半身肥胖

國內女性共通的煩惱之一就是體型不佳，遺憾的是歐美女性和東南亞女性的身材都很好。到底身體的哪一個部分應該變成什麽樣子才符合自己理想的體型呢？我對上診所一百位女性做了問卷調查，當然結果並不代表國內女性的想法，但是可以參考一下。

這份問卷是對於臀部、腰部、大腿等身體的部位詳細提出希望變胖或變瘦的問題。

但在「其他的希望」這一欄中，我發現所有人都寫「希望能再長高一點」，無奈這一百位女性都過了成長期，無計可施。下面是問卷調查結果的一部分（可複答）。

●臀部

希望豐挺……九八人

希望縮小……九十人

●大腿

更細…………七八人

●腰部

更細…………七二人

●小腿肚

更細…………六六人

●腳踝

更細…………六一人

●乳房

希望變大、豐挺……七四人

變小……………十一人

●體重

減輕…………五一人

增加…………二三人

維持現狀……二六人

（上我診所的人大半都是具有O型腿體型特徵之一，上半身貧弱者，因此「想減肥」的數字，我想一般人可能比這份問卷低吧！）

靠這份問卷調查，不妨想像一下國內女性的體型——

●上半身消瘦

●下半身肥胖

●乳房較小

●腳較粗

這是國內女性特有的體型。

光減肥上半身非常危險

這份問卷也請受答者針對市售的減肥食品回答瘦身體驗。女性一般都有這方面的經驗，回答問卷者一半以上吃過減肥食品。

但是，具有明顯效果的只有二十人，大都減輕兩公斤到三公斤，能夠減輕五公斤以上的只有兩位，但是就算體重減輕，下半身依舊肥胖，只是上半身消瘦而已，乳房越來越小，上半身與下半身更不平衡了，因此，在達到理想的體重之前就停止減肥了。

相信很多人都有半途而廢的經驗，而「停止」減肥的理由可能是乳房變小，或下半身依然肥胖，或是臉色不好、容易疲倦、肌膚乾燥、便秘、焦躁等原因。

換言之，減肥的效果無法正確地發揮出來。

的確，我周圍減肥成功的人真是寥寥可數，這是由於很多人不了解減肥食品不能當作主食，只能作為輔助食品。

人體若無法每天攝取必要的營養素，就無法維持健康。勉強減肥而不攝取必要的營養，無法維持長久的體力，人體自然就會想吃東西，如果輸給食慾，就會打破減肥的禁忌，而身體為了彌補不夠的營養就會使得食慾好像河堤潰決一樣不斷地湧現出來，反而導致吃得更多，結果不但不能減肥，反而更加肥胖。

如果想要健康苗條，光靠減肥食品是很難做到的。若是無法保持具有光澤的頭髮和肌膚、具有彈性的身體，就沒有任何意義了。女性的魅力並不是什麽特別的條件，只要健康，誰都可以擁有這些美的條件。即使是在消瘦以後，也可以說是美麗女性的重要因素。

為何減肥食品無法達到瘦身的效果呢？其一是勉強的飲食內容。每天吃不好吃的減肥食品，相信大家都會厭煩，無法持續下去，再加上持續攝取減肥食品，會發現損害了健康，就如問卷調查所言，會有肌膚乾燥、疲勞和便秘等自覺症狀出現。

就算出現這些自覺症狀，有的人卻無法停止減肥。頑固的國人就算經歷這些體驗，還是會努力地減肥，或者認為「這種減肥食品和我不合用」而改買其他減肥食品。

下半身無法消瘦是減肥困難的理由

減肥食品只是輔助食品，但是大部分人卻拿它當正餐，因而無法獲得充分的營養。營養不夠，體力當然就不斷地減退，產生脫力感、無力感，甚至會妨礙日常生活或工作，顯現懶得工作、做家事的心態。

如果你現在正在減肥或用減肥食品，出現這種狀態的話，一定會有歇斯底里的現象，搞得周圍的人討厭你，所愛的人遠離你。

「我一定要努力減肥」、「我一定得拼命才行」，如果抱著這樣的心態，很容易產生精神壓力，甚至生病。

這種疾病就是美國年輕女性較多見的拒食症。國內年輕女性也有增加的傾向，而被納入神經症的範疇，病名是神經性食慾不振症。

但是，有很多年輕女性偏偏不信邪，只要有人說她胖，就突然不吃東西，或在忍不住進食後把手指伸入喉嚨催吐，或使用瀉藥減肥。結果引起脫毛或無月經，最糟糕的甚至導致死亡。

總之，人不攝取必要的營養，人體就會衰弱。日常的精神活動、肉體行動能順暢進行的所需營養素無法送達體內才造成這種狀況。

一旦得到拒食症，體重會異常減輕，放任不管的話會引起其他疾病，容易導致感染症，而且一旦生病，由於營養狀態很差，復原當然較遲。

此外，只有小外傷，因為抵抗力減弱，容易引起合併症，而且不吃東西也會造成便秘。

我再說一次，一定要了解身體的構造，而且充分理解減肥的原理，不要勉強使用會造成危險的減肥食品來瘦身。

想要健康美麗地減肥，首先是調整骨骼，其次正確地減肥。

上半身接近控制動作與食慾的重要構造腦的中樞，與下半身相比，新陳代謝旺盛。新陳代謝旺盛部分較容易消瘦，相反的，距離腦中樞較遠的部分代謝遲鈍，脂肪容易蓄積，因此要使下半身消瘦比較困難。

為什麼會發胖呢?在第一章已經說過了，因為有O型腿。國人有九成都有O型腿，你也不例外。

美麗的腳之條件

- 不是O型腿或X型腿。
- 股間、下大腿、膝下、內踝上方四處有小的縫隙。
- 大腿根部骨骼（大轉子）不會朝外側突出。
- 腳能伸直。
- 血液循環順暢，肌膚潤澤，沒有乾燥現象。
- 毛不會太多。

理想的腳形

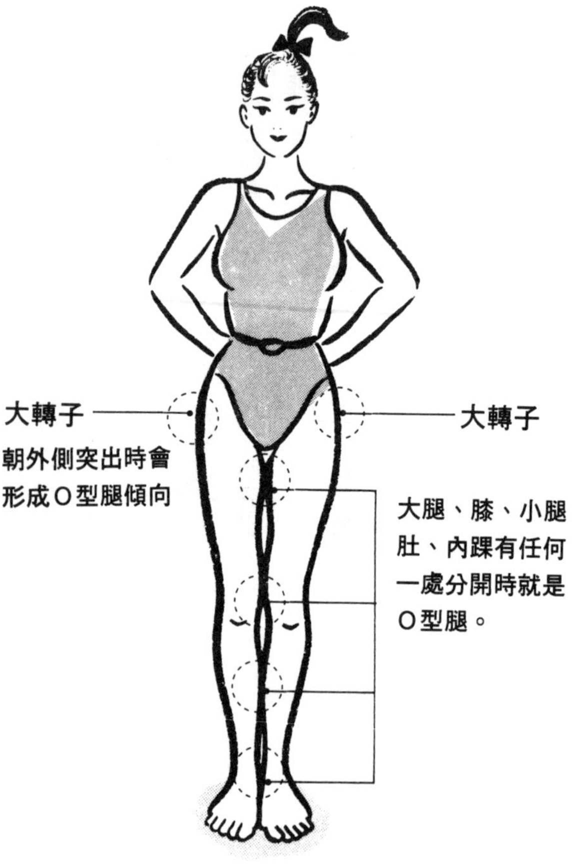
大轉子
朝外側突出時會
形成O型腿傾向
大轉子
大腿、膝、小腿
肚、內踝有任何
一處分開時就是
O型腿。

或許你也是……O型腿判定法

談到O型腿，因腳的彎曲方式不同或其他原因而造成的骨骼歪斜不同而有差別，一般的特徵是鞋子的外側容易磨損，這是由於經常把體重放在腳的外側來走路。這種走路方式並不自然，缺乏穩定性，容易跌倒。

此外，臀圍與腰圍相比顯得異常大的人，也比較有可能是O型腿，這是由於O型腿導致骨盆張開。

接著介紹判定是否為O型腿的簡單方法。站在全身鏡前：

●從正面看O型腿的體型

雙腳的腳跟、腳尖併攏，放鬆腿部力量站著。大腿、膝、小腿肚、內踝這四處是否有分開的地方，若有，即為O型腿。此外即使沒有分開，如果大腿根部骨骼（大轉子）朝臀部側面突出的話，也是O型腿（參考五六頁）。

大轉子突出的狀態，即使雙腿之間沒有縫隙，貼在一起，也是屬於骨盆或股關節已有O型腿特有的形狀，而形成進行度相當嚴重的歪斜所造成的。

●從側面看O型腿的體型

正常的體型是外踝、軀幹、肩、耳的中心筆直通過垂直線，但是O型腿體型的人整個身體後仰，腹部突出，同時脖子也會朝前突出。臀部往後突出，形成不自然的體型。膝往後仰，而上半身卻往前傾的狀態。

O型腿到底是什麼情形?有人說是兩膝之間距離兩公分以上的狀態，有人則說是兩腿肚之間距離兩公分以上的狀態，並沒有明確的定義。一般而言，只要雙腿之間具有較大的縫隙，就算是O型腿，但是，如果大腿、膝、小腿肚、內踝的任何一處無法貼合，就表示骨盆的歪斜相當厲害了。

O型腿體型的特徵

O型腿的問題不只是腳彎曲，看起來不好看，還會對全身造成不良的影響。不單是腿的線條，與整個身材都有密切的關係。我們來比較歐美女性和國內女性的身材。

歐美人長得較高，腿修長，腰圍較細，胸部豐滿。而國內女性一般而言，身高較矮，腿短，且又粗又彎曲。臀部明顯地大，腹部突出的人很多。此外，身材直筒，胸部較小。

這種身材當然會造成健康的損失。

●小胸部

O型腿的人下半身肥胖，然而上半身瘦弱，因此胸部較小者很多。由於骨盆歪斜，不只是背肌和腹肌，連胸肌的肌力都會減退。此外，荷爾蒙分泌不良也是原因之一。當左右任何一邊的乳房較小時，可能是身體的重心置於乳房較小側所致，或是腳的彎曲度較大時乳房也小。

●直筒身材

腹部朝前突出，身體後仰的人很多。由於骨盆的歪斜導致胃腸的不良是一大原因。當腸子疲憊時，腹部發脹，即使沒有很多脂肪，也會有空氣進入腸子的感覺，看起來彷彿橡皮球。因此，便秘和下痢的症狀較多，肌膚也會長出腫疱。

●臀部下垂

從側面看，如果不是很瘦的人，大都臀部下垂。這是因為挺著肚子站立，導致臀部線條往下掉。此外由於骨盆歪斜，下半身的新陳代謝無法旺盛進行也是原因。脂肪異常地附著臀部，是O型腿的特徵。O型腿體型的特徵對於身材和健康而言，的確很可悲。

此外，O型腿和骨盆的歪斜有密切關係。O型腿和骨盆的歪斜、股關節的歪斜、足關節的歪斜之關係就好像先有雞還是先有蛋的問題。也就是說，下半身的歪斜，好比基礎不良的建築物，基礎不穩固，到處遭到破壞，需要修理。但是，外觀上稍微整齊的緊急處置無法改善基礎。

如此一來，建築物會全毀。人體也是同樣的情形。

手腳冰冷症導致部分肥胖

人體藉著神經的作用來進行所有的事情。一旦骨骼歪斜，神經的作用就無法順暢地進行，而神經的作用不良，血液循環也就不佳，淋巴液的循環也不良。

O型腿的人大都有手腳冰冷症的煩惱，這是因為某些部位的神經反射和血液循環不良所致。血液循環不良而發冷的部位具有肥厚的傾向，會產生部分肥胖。像在下半身發胖，骨骼歪斜的情形下，荷爾蒙分泌平衡不良，神經反射不順暢，身體容易疲倦，腸子也容易疲倦而導致便秘。

不管是誰，相信都會有一些上述的症狀，因此說國人十人有九人有O型腿絕不誇張。

藉著矯正改善O型腿之後，大部分人都不再有手腳冰冷的困擾。

生活習慣值得商榷

沒有多餘的脂肪，擁有修長的腿和豐滿的胸部、纖細的腰肢，相信是所有女性的夢想。只要矯正歪斜的骨骼，就能夠創造接近理想的體態……這不再是夢想。只要從今天開始，矯正O型腿和歪斜的骨骼，就有可能成真。

為什麼國人大半都有O型腿？因為大家對腳不怎麼關心，而且認為反正其他人也是O型腿，沒關係啦。所以已是強度O型腿的人，仍未察覺自己有O型腿，表示國人對腿部曲線漠不關心。此外，有很多人認為要矯正O型腿一定十分困難，而且對O型腿的研究也付之厥如，因而不了解O型腿對人體所造成的可怕害處，由於不關心而加速O型腿的產生。

O型腿分成先天性和後天性，先天性O型腿是指一生下來就是O型腿。後天性O型腿則是生下來為正常的腳型，卻在成長的過程中因為某種原因而造成O型腿。國人都是先天性O型腿，再加上後天性O型腿，而形成強度的O型腿。

天生的O型腿大都是屬於腳骨嚴重彎曲的型態，為了改善O型腿，必須使這種程度縮小

（趁年紀小時進行）。如果在身體的基礎歪斜的情況下長大成人，當然無法成為健康的大人，也不可能擁有優美的體態。先天性O型腿與嚴重的O型腿有關，而造成後天性O型腿的原因有很多，在此列舉數個例子。

●壓著腳坐

也就是臀部落在兩小腿肚中間的坐姿，O型腿的人大都習慣這麼坐。股骨頭（大腿根部骨骼）由股關節開始朝外側突出，而坐骨（正坐時蹠到腳跟的骨骼）朝外側拉扯，使得坐骨之間距離增大。此外，壓著腳坐的特徵是膝以下的骨頭會嚴重彎曲，因而形成強度O型腿。

●以稍息的姿勢站立

這個姿勢會將體重置於單腳，使得一邊的股關節朝外側突出的力量加大，股關節朝外側突出形成亞脫臼。骨盆也受到很大的影響，左右的坐骨之間距離拉大。

稍息的站姿養成習慣之後所造成的O型腿特徵是，骨盆會變成平的。會引起類似症狀的例子是女性的背包，背包經常背在同一側肩膀上，也會使身體的重心偏差。

●正坐

與坐椅子的歐美人相比，日本人正坐的機會較多，而O型腿亦佔壓倒性多數，事實上，正坐與O型腿有關。

正坐要曲膝，沉重的腰放在下肢上，大多數人都有下肢發麻的煩惱。為了緩和發麻的情形，就把兩大拇趾交疊，拉開小腿肚之間的距離，但是問題又來了。這種坐姿會使從膝到腳踝的腿形成O型腿，而在腳的上方，沉重的腰部長時間固定於此，而且是從小養成這種習慣，腳當然會彎曲。由於長久以往都是如此，再堅硬的骨頭也會彎曲。

●腳交疊

坐到椅子上時，圍繞股關節的韌帶鬆弛，支撐股關節的力量減弱。腳交疊時股關節會朝內轉，股骨頭會從股關節的寬骨臼突出。腳交疊越深的話，股關節內轉的情形增大，股骨頭會從寬骨臼突出，若是一直交疊腳坐著，會使股關節容易脫臼，股間距離拉大。

●側坐

雙腳同時伸向同一方向的側坐姿勢是女性的習慣。正坐腳發麻、疼痛時，就會以側坐的方式讓身體輕鬆一下，大都是朝左或朝右伸出腳。覺得輕鬆的側坐，事實上會使骨盆歪斜的情形嚴重，造成雙腳的長度產生差距。在容易坐的一側上方的腳容易變短。

●腳交叉站立

腳交叉站立的人比起以稍息的姿勢站立的人少，然而形成O型腿的速度更快，而且是強度O型腿。一旦腳交叉，股關節會形成較大的內轉，結果形成更容易脫臼的角度，而且從頭到骨盆的重量會置於不穩定狀態下的股關節上。

原本股關節要取得各種角度來支撐體重，受到強韌的韌帶保護，一旦體重加諸過多，就會朝外擠出，結果骨盆會漸漸突出朝外側擴展而變成扁平形。這也是臀部突出的原因。

●扭傷、側站

足關節（腳踝）是由八塊骨所構成的複雜關節，藉由它，我們的腳才能進行各種動作，一旦扭傷就會產生微妙的歪斜。

幾乎都是足關節的外側張開，而足關節張開也是O型腿的原因之一。

一旦足關節張開，體重置於外側，重心移至外側，膝關節就會朝後仰，造成股關節內轉。側站則是腳底並沒有碰到地面，只靠腳的小趾側站立，這種站姿會使足關節朝外側擴展，同時腳踝會嚴重彎曲。腳踝彎曲度越大，足關節越硬，會妨礙腳的活動，而且這種僵硬會影響全身，所以必須注意。

●側躺

我們睡覺時採取各種姿勢，有的可以緩和白天因為工作而產生的身體歪斜，但是相反的，有些睡姿卻使歪斜程度更加惡化，那就是側躺。

側躺時會彎曲股關節、曲膝，容易形成臀部突出和骨盆歪斜的狀態。

尤其是上方的腳伸向下方的腳的前方，這是「最惡劣的姿勢」。長時間固定這種姿態時，左右坐骨之間的距離會拉大，同時會出現股關節亞脫臼的狀態，造成重心偏差，身體左右平衡崩潰。所以，就從現在開始改變睡姿。

●寢具柔軟

柔軟的床和寢具會使腰深深下沉，導致骨盆歪斜和下半身的脂肪肥厚。歐美人較多X型腳，但是也有睡在柔軟的床上習慣，如果O型腿的人習慣睡在柔軟的床上，則會形成OX型腿的複雜腳型，此外，還會造成臀部突出、腰痛。所以最好仰躺在較薄的寢具上睡覺。

●運動坐

所謂運動坐就是坐下來，雙膝抱在胸前姿勢。因為採取蹲下的姿勢，故左右坐骨之間的距離拉大，骶骨朝外突出，骨盆形也是O型腿特有的型態。

O型腿大多骨盤朝側面擴張或變平

<從後面看的骨盤>

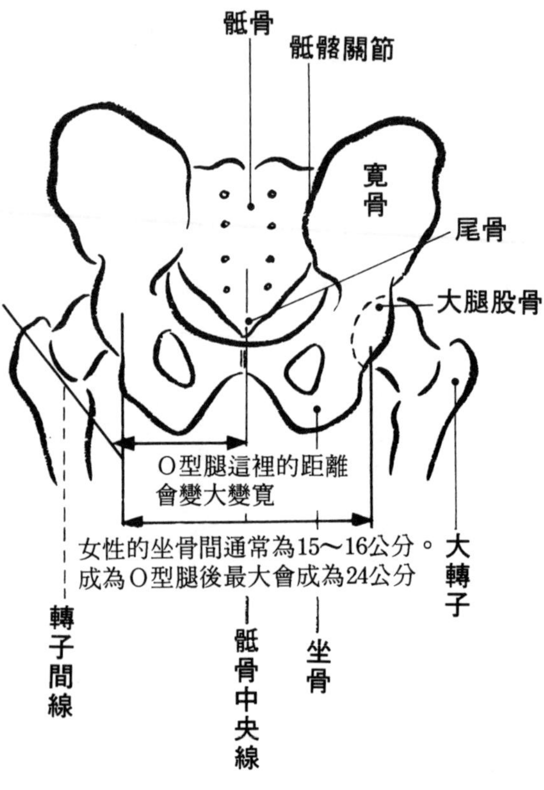

正常人坐骨之間為十六公分，但是蹲下來或形成運動坐則多張開三公分，約為十九公分。坐骨間拉開的狀態持續下去，結果如何，相信毋需我多說明。

X型腿、OX型腿的女性激增

國人本以O型腿佔多數，但是最近X型腿的人稍微增加了。原因就是伴隨生活的歐美化而使用柔軟床墊的緣故。睡在柔軟的床上，人體最重要的腰會深深下沉，骶骨朝後方突出，形成圓潤的臀部。坐骨間距離太大的人就會形成X型腿。

X型腿以歐美人較多見，但是他們大都肥胖，從臀部到大腿脂肪附著極多。骶骨朝後突出，形成圓潤的臀部，這是X型腿的特徵。而國人則是單純的X型腿較少，從膝以下呈O型彎曲的OX型腿較多。

不論是X型腿或O型腿，都有骨盆歪斜的現象。如果要持續使用軟床，一定要舖較硬的墊子。睡覺時習慣側躺，讓臀部突出的人，也會有X型腿的可能，所以睡姿千萬不可輕忽。為X型腿煩惱的室伏奈津子是二十歲的上班族，她睡柔軟的床。經由一次調整就復原了。因為骨盆獲得調整，臀部挺起。

★X型腿也變直了！

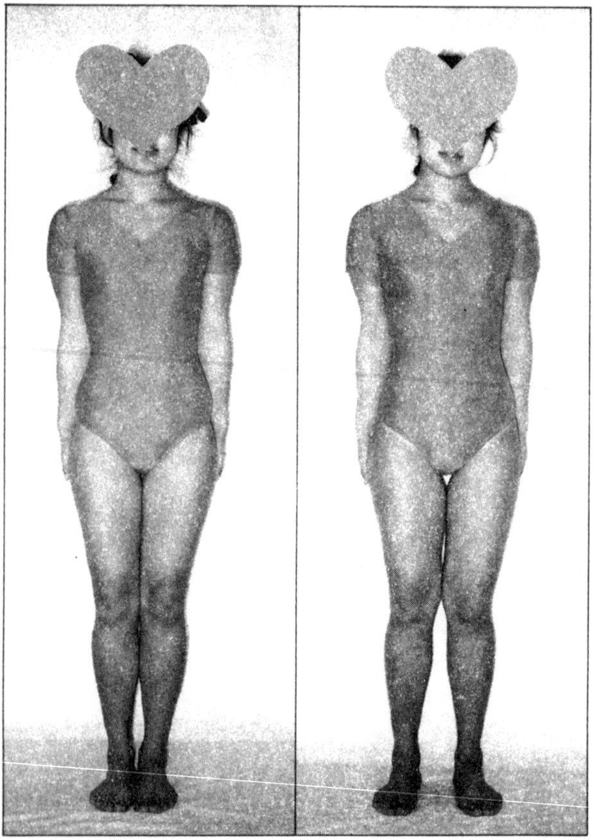

AFTER　　　　BEFORE

室伏奈津子（20歲・OL・）

成為O型腿的不良姿勢

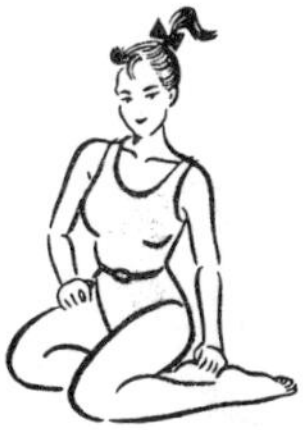

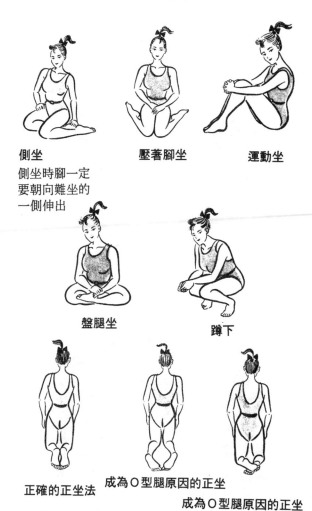

側坐

側坐時腳一定
要朝向難坐的
一側伸出

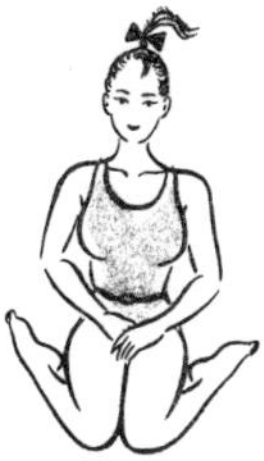

壓著腳坐

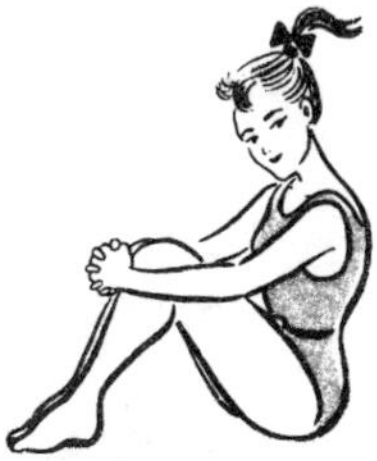

運動坐

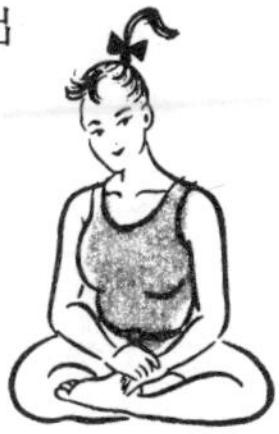

盤腿坐

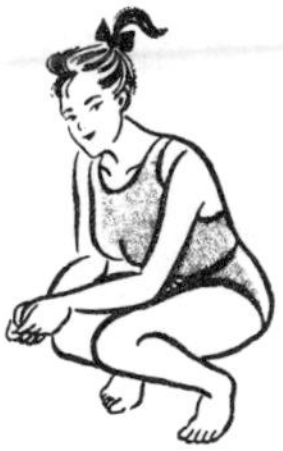

蹲下

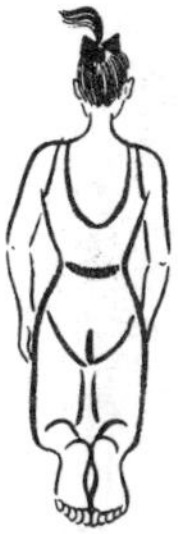

正確的正坐法

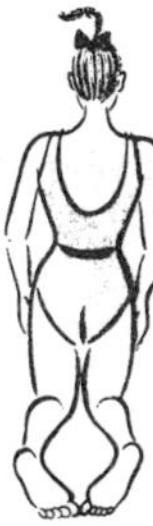

成為O型腿原因的正坐

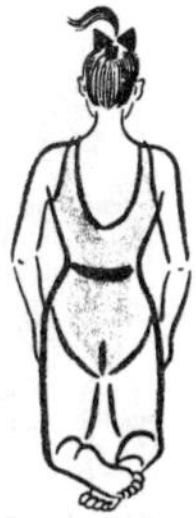

成為O型腿原因的正坐

你會採取這些坐姿嗎？

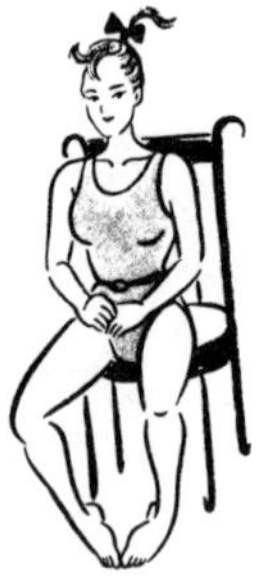

①使足關節歪曲的型態

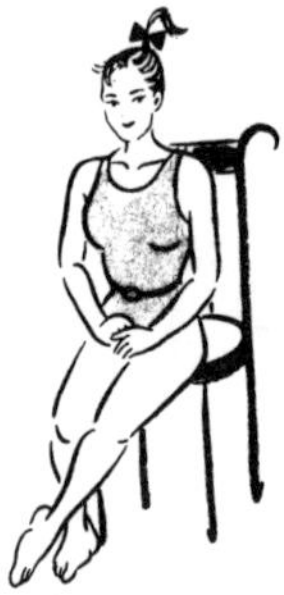

②使足關節歪曲的型態

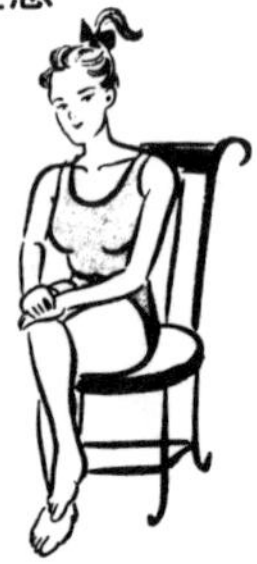

③腳交疊坐

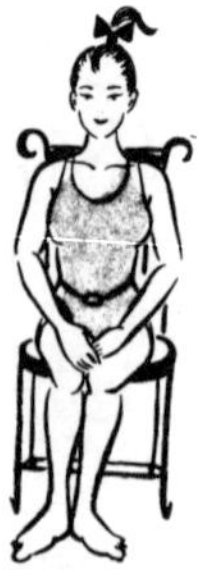

④成外八字坐

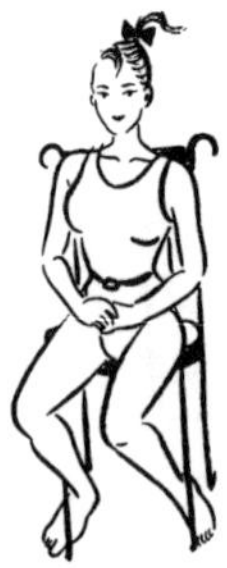

⑤使足關節歪曲的型態

不良姿勢

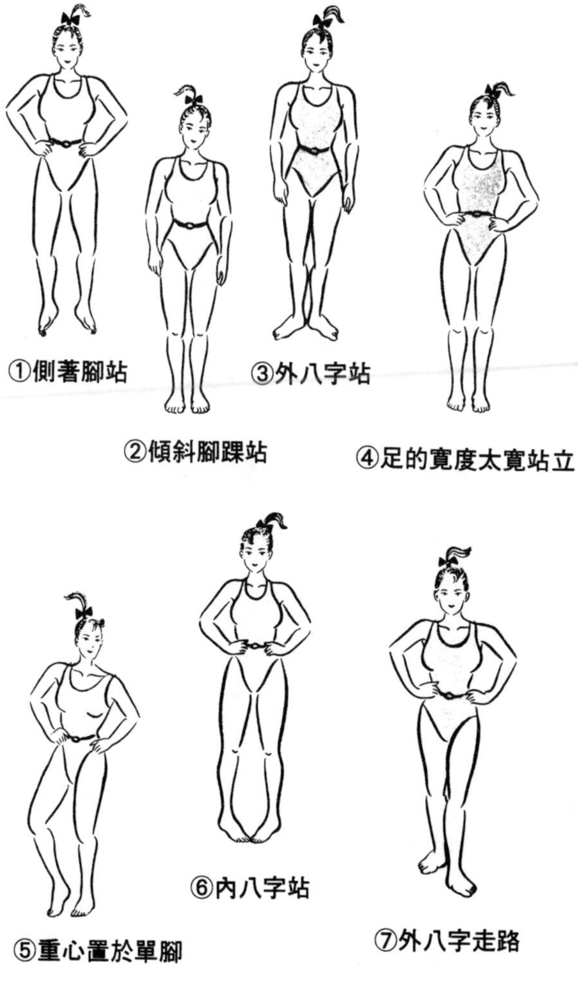
①側著腳站
②傾斜腳踝站
③外八字站
④足的寬度太寬站立
⑤重心置於單腳
⑥內八字站
⑦外八字走路

這些壞習慣一定要改正……

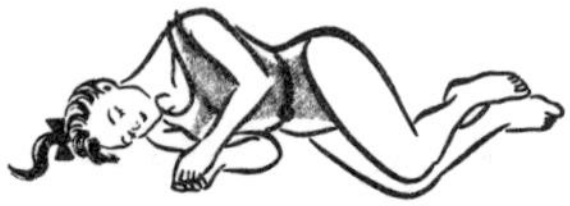

側臥
側臥時重心會置於
下方的一側

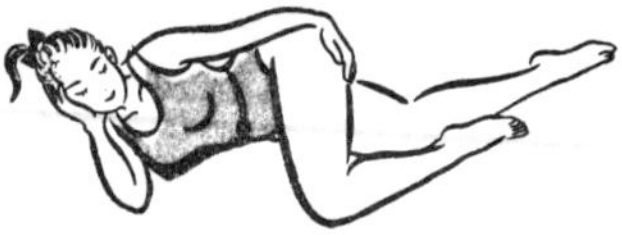

最不好的姿勢
坐骨之間張開到
最大程度的姿勢

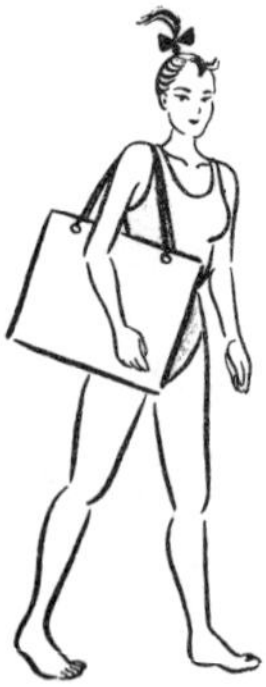

揹背包時一定
要交互揹在左
右肩上

你擁有哪些習慣呢？

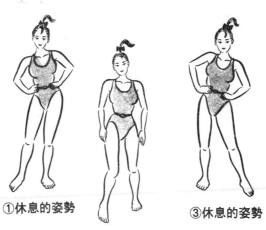

①休息的姿勢

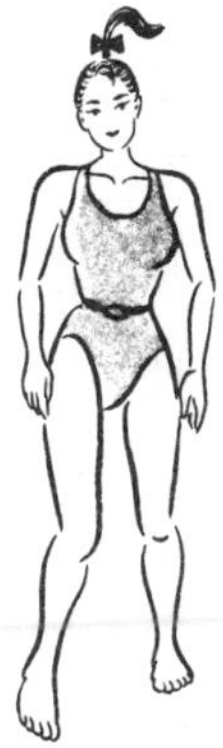

②大跨步走路的姿勢

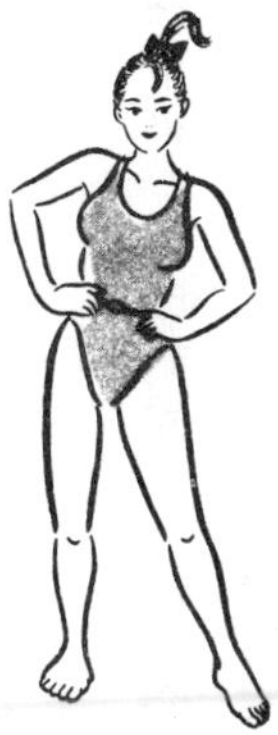

③休息的姿勢

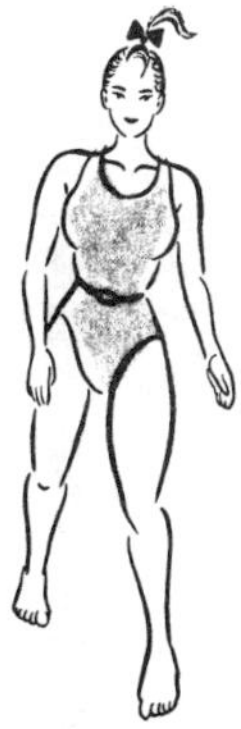

④大跨步走路的姿勢

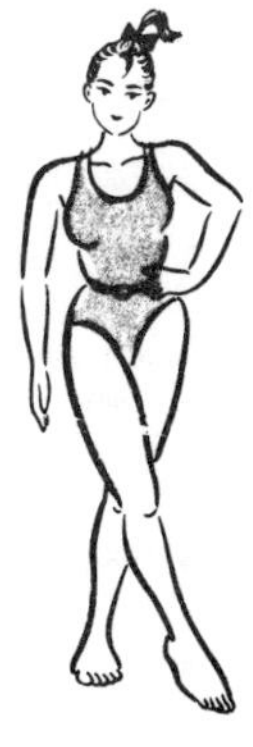

⑤腳交叉站立

危險的劇烈運動

適度的運動能夠消除壓力，但是劇烈運動反而會損害健康。尤其成長期參加社團活動而從事劇烈運動的人，長大成人後會出現弊端。

這是因為每天進行劇烈運動，當天的疲勞無法去除，大都會堆積到第二天，或在不知不覺間蓄積成慢性疲勞，這種狀態持續下去，會對骨骼造成影響，使其歪斜。此外，疲勞的肌肉會漸漸變硬。也就是說，一旦保護和支撐骨骼的肌肉變硬時，歪斜的骨骼就固定歪斜的狀態。大家都知道，要使身高抽長，肌肉也要一起成長，僵硬、萎縮的肌肉和歪斜的骨骼都會阻礙骨頭的成長。

高跟鞋的可怕

導致後天性O型腿的原因就是，腳跟朝內側或外側極端磨損的鞋子和高跟鞋等鞋跟較高的鞋子，使身體的重心傾斜，成為腳彎曲之源。因為腰痛而煩惱的女性，大都穿著這樣的鞋子。

此外，穿不合腳的鞋子不僅會造成腳疲勞，身體也會連帶的疲倦。即使鞋子的尺寸（長度、寬度）很合，但是鞋跟太高時，會對腳造成負擔，使身體疲倦。一般而言，不會使身體疲倦的鞋跟的高度為三分分以下。

一般人認為高跟鞋會使腳踝產生緊張感，使腳踝變細，但是閱讀本書後，相信大家都知道這是錯誤的想法。對人類而言，不對身體造成勉強負擔的走路方法就是赤腳走路。

高跟鞋不僅對身體會造成勉強的負擔，還會使骨盆歪斜，同時也會使足變形為好像鞋底的形狀一般。鞋跟愈高時，變形的程度愈強。

光是以健康面為最優先考慮，而不穿高跟鞋也是不好的。希望把自己打扮得漂漂亮亮的，也是女性的心理。

我並不嚴禁各位穿高跟鞋。但是鞋子要分為上班用、宴會用、休閒用等，依目的別而改變鞋跟的高度較好。不過，鞋跟的高度最多也只能在五公分以下。而且，這種高度的高跟鞋穿的時間不可太長。

總之，不論是高跟或低跟，一定要正確選擇鞋子才行。

●高跟鞋的選擇方法

①配合尺寸（長度、寬度），穿合腳的鞋子。
②穿腳跟能固定，不會搖晃的鞋子。
③穿跟較粗的鞋子。細跟的跟稍微磨損就會傾斜，其程度比粗跟更大。
④鞋跟高度在三公分以下，至多在五公分以內。

●低跟鞋的選擇方法

①配合尺寸，穿合腳的鞋子。
②鞋底著地時，得到柔軟的觸感。硬的鞋底會使身體覺得疲倦。
③走路時，鞋子不可以妨礙足的運動。尤其是鞋緣較淺的鞋子走路時容易脫落，為了防止脫落，足部會不自然地用力。結果，足和身體都會疲倦。為防止容易脫落的現象，必須選擇繫鞋帶的鞋子。

此外，桌子和椅子的高度也很重要。在辦公室和家庭中都必須要注意。椅子要選擇具有適度硬度的，坐的時候大腿部與地面平行最適合身體。

坐在椅子上時，人類的腳會支撐百分之二十五以上的上半身的體重，坐下時腳會在空中晃動的椅子增加腰的負擔，導致身體的歪斜。

桌子則是手臂置於桌面上或彎曲手肘時，肱部與板面呈直角較佳。此外，放在桌上的手臂能夠輕鬆地與桌面保持水平的桌子最適合。在辦公室長時間利用桌子或椅子時，要避免使用與身體不合，必須一直保持勉強姿勢的桌子，或是對坐骨造成超出必要以上負擔的椅子。

像這些在日常生活中覺得若無其事而已經習慣化的東西，會成為O型腿的要因。

在我們的生活中，先前敘述的「不良姿勢」以及這些會形成害處的習慣，一定要一一找出來。

矯正O型腿，使神經正常

以下探討控制我們的身體並加以支配的神經作用。

神經系分為中樞神經系（腦、脊髓）與末梢神經系（由中樞神經開始好像網眼般遍布全身）。由其功能和構造，又可分為體系神經系與自律神經系（植物神經系）。

體系神經系是只有高等動物才具備的。

①可以靠自己的意志自由活動身體各部分的運動神經系。

②將感覺由末梢方向傳達到腦的知覺神經系。

分為以上二種。

運動神經系是在腦，尤其是大腦廣泛的中心發出命令時，會將命令傳達到中樞神經系中，由腦幹和脊髓傳達至各末梢神經，而活動目的肌肉。知覺神經系則是將來自眼、耳、鼻、舌、皮膚、肌肉與關節等的刺激傳達到腦的系統。

此外，體系神經系則能調節身體的動作和姿勢，維持正確的神經系。這個神經系包括取得平衡的平衡感覺，及調節肌肉運動、防止過度用力的錐體路系以及椎體外路系等。

自律神經遍布於全身的內臟、血管、汗腺、瞳孔等各處，具有呼吸、循環、消化、排泄、體溫、荷爾蒙分泌的平衡等，與人類生命的維持具有直接的關係。

自律神經系是即使人類沒有意識到時，也會自動發揮作用，類似電腦一般，而其中心就在於腦（主要在於丘腦下部）。

此外，自律神經系主要由二個具有相反作用的神經系所構成，互相取得平衡，各自發揮作用。

其中之一是交感神經，能增強脈搏和心臟的跳動，使血管收縮變細、使血壓上升、呼吸快速增大、流汗、瞳孔放大等。

進行劇烈運動或因為精神興奮而使交感神經活潑化，就會產生這些狀態。

另外，一個重要的神經就是副交感神經系。

副交感神經系會使脈搏跳動減慢、調整心臟跳動及呼吸等、使瞳孔縮小、使胃腸機能活絡的作用。此外，還有掌管各內臟作用、貯備能量或使其休息的神經系等。

我們人類的身體是由十二對腦神經、三十一對脊髓神經，以及好像網眼般遍布全身的末梢神經來運作。

利用山田式矯正O型腿，能調整全身的骨骼，使神經反射更為正常，結果，來自腦的指令能正常運行，就能促進健康。

骨盆的歪斜導致肥胖

在我的診所，很多人是「下半身肥胖，肚子發脹」、「上半身消瘦，希望擁有像女性般**圓潤的身體**」而來此處的人。

O型腿、下半身肥胖、上半身消瘦的人的煩惱，可能是因為骨盆的位置傾斜等，因骨骼歪斜而造成的問題。

矯正O型腿、調整骨骼，使各內臟位置和骨骼同樣恢復正常，就能夠創造一個健康體。此外，與自律神經等有關的食慾的話，就能從吃得過多的問題中解放出來。

好好地調整重要的骨盆，胃腸的狀況及積存在下半身的脂肪也能燃燒，使新陳代謝旺盛，腿變得修長，得到令人高興的結果。

健康人的脊柱由側面看起來如果是正常時，應該是呈緩和的S狀彎曲，形成O型腿後，骨盆歪斜，S狀彎曲會出現異常，而形成S字過多或S字減少等的變化。

其原因，如果是S字過多，是因為骶骨朝後突出，形成較大的弧度而使得腰椎前彎過多，其影響會使胸椎後彎過多，頸椎前彎過多。一旦形成S字過多，增大的情形時，全身異常僵硬，腳、腹部及全身都會發脹，同時體力會減退。

此外，S字減少時，骶骨往後突出的情形與S字過多時相同，但是這是強度O型腿的人較常見的例子。腰椎前彎的程度非常小，整個脊柱好像呈棒狀般，骶骨和腰椎周邊異常發硬。當然體力也會減退。

強度S字減少型，大多是想要擺出正確的姿勢，因此挺胸、臀部往後突出的人。不管是哪一種型態，全身神經的功能無法順暢進行，於是在健康上產生各種煩惱。在美容上、體型

取得平衡的站立姿勢

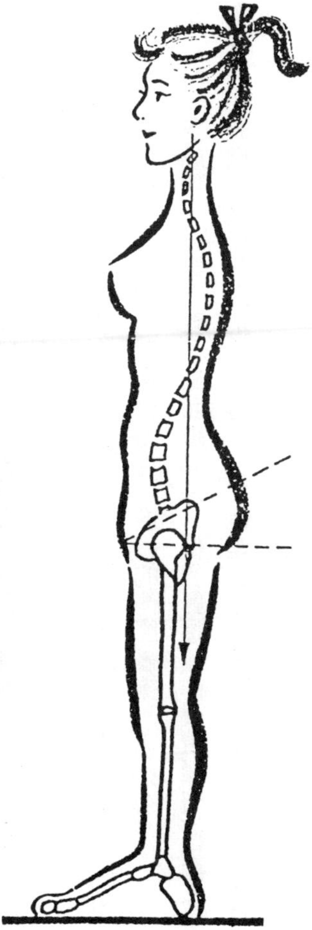

脊柱從頭部到胸部，從胸到腰形成緩和的S字彎曲。這個彎曲的程度增大或縮小時，會損害我們身體的健康。成為O型腿時，這個彎曲會發生問題。

上及肌膚上也會造成不良的影響。

「山田式O型腿矯正法」能夠使上述的各種神經功能恢復正常，創造一個健康的身體。也就是，使得腿型恢復原有的型，矯正歪斜的骨骼，使末端神經功能恢復正常，掌管身體各種機能的中心，也就是腦的功能恢復正常。

不過，「山田式O型腿矯正法」是以伸展和體操為主，而本書則是為了讓讀者能在自宅簡單進行而加以改良的方法。

這個「山田式伸展體操」被使用於很多女性雜誌中，因此，每次因為住處較遠而沒有辦法到我診所來的人，我都會介紹他們這種在自宅可以進行的伸展體操。

慶幸的是，有很多感謝、鼓勵之聲湧到我這兒來，使我對這個伸展體操的效果深感自信。本書所介紹的伸展體操，到目前為止，包括原在女性雜誌也列舉的體操在內，可說是集我的研究之大成。

(2) 即效，山田式瘦身伸展體操

——腰部、臀部、大腿消瘦，至少縮小二號

提高效果的呼吸法

山田式伸展體操，能夠調整日常生活習慣造成的歪斜，是使身體恢復正常平衡的體操，為了維持健康的身體，我長年研究改良出這個體操。

持續施行這個體操，能夠調整骨骼、使神經功能順暢、調整荷爾蒙分泌的平衡。結果，當天的疲勞當天就能去除，女性易罹患的手腳冰冷症，生理痛、便秘、吃得過多等各種症狀都能發揮去除效果。

山田式伸展體操的目的，是從體內得到健康，而女性如果肌膚上出現顆粒，也能夠變成具有光澤、充滿張力的肌膚，且肌膚非常光滑，而太胖的人也能消瘦，太瘦的人能夠增胖，同時也能改善下半身肥胖等體型的不平衡，創造出一個美麗年輕的體型。

做運動之前

山田式伸展體操是任何人都能簡單進行的體操，但是，如果突然用力活動僵硬的身體，會損傷肌肉。最好在泡過澡後等身體比較柔軟的狀態下實行。

在睡前的時間，肉體和精神都能達到放鬆的狀態，這時實行比較有效。當天的疲勞就能去除、能夠熟睡。在非常穩定狀態下，自然就能抑制運動，不會加諸勉強力，如此一來就不必擔心損傷肌肉了。

進行伸展體操後會發現，可能右半身比較容易活動，左半身較難活動，或是相反的情形，也就是說，身體的硬度具有左右差時，表示骨骼的確歪斜了。

山田式體操的目的是調整骨骼，使神經功能順暢，所以，要將重點置於較難活動的一側而實行，以調整左右的平衡。

山田式的特徵之一是呼吸法。首先，要吐氣擺好姿勢，充分伸展後再吸氣停止，稍微覺得痛苦時就咕地吐氣，放鬆身體的力量放輕鬆。

做伸展體操時吸氣，能充分攝取氧氣到體內。藉此調整神經系統的運作，去除內臟的疲勞，具有提高機能的效果。

此外，因為血液循環順暢，脂肪代謝活潑化，身體各部分所需要的營養都能送達，也就是說，能夠使得身體內面得到強化。

血液循環順暢後，皮膚的新陳代謝旺盛，老化的角質細胞的循環（新皮膚再生的機能與周期）就能恢復正常。其結果，就能擁有充滿張力、潤澤的肌膚。藉著伸展體操的伸反射及呼吸法的組合，能使得變硬歪斜的肌肉柔軟。變硬歪斜的肌肉是造成骨骼歪斜的元兇之一，肌肉柔軟後當然能矯正骨骼的歪斜。

山田式雖然是伸展體操，但是與以往以瘦身為目的的運動相比較，即效性非常高。

以往的運動，必須活動超出必要以上的肌肉，消耗掉貯存的熱量而達到瘦身的效果。但是，超出必要以上活動肌肉時，會損傷肌肉。而且，疲勞感無法去除，相信大家都有這樣的經驗。疲勞感會使人失去想要尋求美的意志和氣力。

此外，疲勞蓄積時反而會引起過度興奮。興奮度或神經傳達到腦，使得需要尋求安定的自律神經之一的副交感神經的機能受損。當副交感神經無法正常發揮機能時，壓力積存、失眠等與食慾增進、不振等都息息相關。

例如，大家都知道胃和腸非常纖細，對於壓力非常敏感，所以，容易罹患胃炎或出現腸過敏的症狀。

也就是說，以往的運動是以瘦身為目的，而忽略了健康層面。山田式則是配合人體生活構造的方法，當然不會損害健康，而且能夠產生效果，使效果迅速出現。

即將開始進行運動囉。利用第二章介紹的運動能夠矯正O型腿。但是，每天做一套也能發揮極大的瘦身效果。如果全部進行覺得很痲煩或是沒有時間的話，也可以配合目的別，翻閱運動速見表。巧妙地搭配組合以進行。

暖身運動

首先，要使僵硬的身體柔軟。使腰和背部柔軟，就能去除身體的疲勞，暖身運動有助於矯正背骨。同時，也能使各神經的功能順暢。

①揉耳朵（八十八頁圖）

從耳根到耳尖，仔細揉捏、拉扯，使整個身體柔軟。耳是身體健康狀態的表現處，例如感冒時耳朵會發冷，揉耳朵是耳部發熱就能使感冒痊癒。對於肩膀痠痛、疲勞等也有效。

②伸直跟腱（八十八頁圖）

一旦不斷使用高跟鞋時，跟腱會變硬萎縮。而且，腳踝也會變硬，容易扭傷，走路時容易疲倦。硬的腳踝會使身體發硬。因此，伸直跟腱使身體柔軟、消除疲勞。此外，也能使腳踝柔軟、走路輕鬆，是預防老化最適合的運動。

伸直跟腱的方法，例如用腳底心踩著樓梯的角，或是室內有階梯的角。這時，可以穿著拖鞋等緩和足的疼痛。用腳底心站立，重心置於腳跟，腳跟盡可能下降。其次，墊起腳尖數到三，而後放下腳跟，呼吸三～五次。反覆進行幾次。為了防止危險，可以握住扶手，或是手扶著牆壁進行。一天進行數次較為理想，但是不能長時間進行。

③扭轉運動（八十九頁圖）

先從暖身運動開始

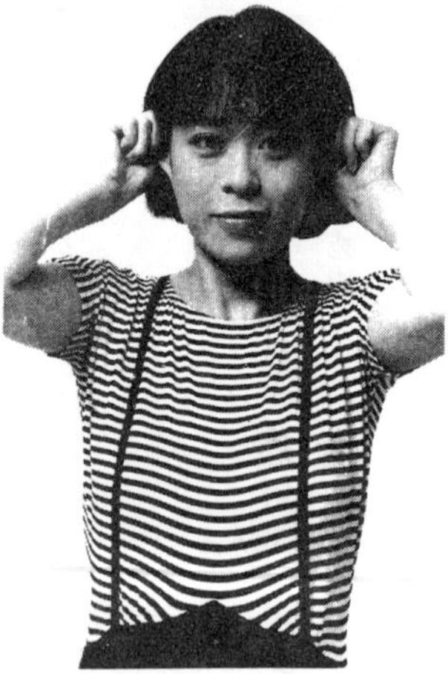

←①揉耳朵

從耳的根部到耳尖為止，仔細揉搓、拉扯。

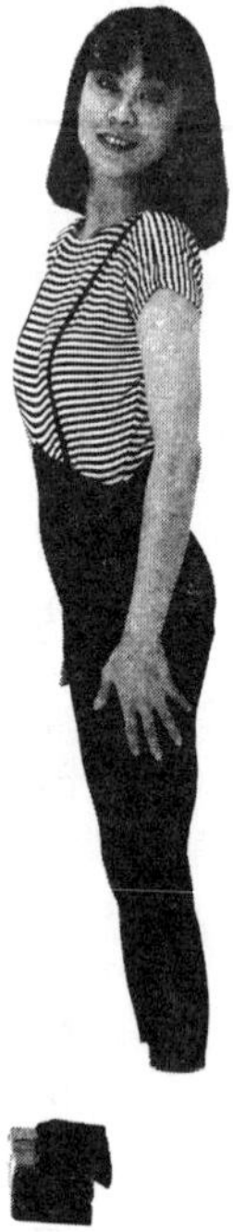

→②伸直跟腱

可利用階梯的角等，用腳底心站立。然後將重心置於腳跟，腳跟盡可能下降。再用腳尖站立數三下，一氣呵成腳跟放下，呼吸三～五次。反覆進行數次。

從暖身運動開始

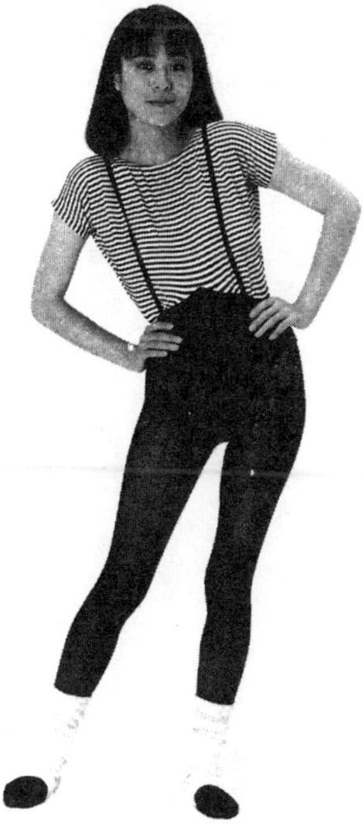

⬆④腰部的扭轉運動
雙足張開與肩同寬站立，雙手叉腰，用力扭轉腰。膝伸直，頭保持固定，朝左、右各扭轉10次。

⬇③扭轉運動
雙腳張開如腰寬，雙手自然下垂，肩左右交互往前繞、往後繞。其次脖子往左傾，腰用力朝左突出。相反側也以同樣的方式進行。左右各進行20次。秘訣是放鬆身體的力量。

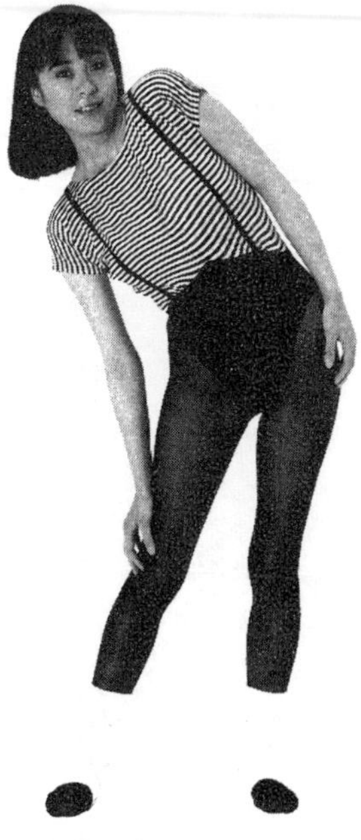

雙腳張開與肩同寬站立。
①手下垂，肩膀左右交互往前繞、往後繞。
②脖子往左倒、腰往左用力伸出。其次，脖子往右倒，腰往右邊用力伸出。
①②交互進行各二十次。秘訣在於放鬆身體的力量進行。
這個運動能使全身的肌肉、骨骼柔軟，具有矯正骨骼的效果。
背痛的人或是有肩膀痠痛毛病的人，可以藉此消除疲勞，或是有效維持健康。當然，也能創造一個美麗的體型。

④腰部的扭轉運動（八十九頁）

雙腳張開與肩同寬站立。雙手叉腰。用力扭轉腰部。伸直膝部，頭部保持固定往右繞十次，往左繞十次。

這個運動能使腰椎的活動順暢，使腰柔軟。對於腰痛症的人效果極大。我們隨著年齡增長，腰部會逐漸變硬。因此，這個運動最適合用來預防老化。

基本運動、調整身體的平衡

暖身運動之後，即將進行調整身體平衡、矯正歪斜骨骼的運動。基本運動配合伸展與呼吸法而進行，能使肌肉迅速柔軟，達到去除歪斜的目的。

基本I與II是重要的調整頸椎與骨盆的運動。每天進行較好。

⑤基本I・利用側面伸展調整骨盆Ⓐ（九十二頁圖）

對於身體的重心偏差，骨盆歪斜，導致左右腳長度產生差距時非常有效。頸椎會朝較短的一隻腳處傾斜，因此也可以藉此加以矯正。

①雙腳張開如肩寬，體重置於單側站立，另一隻腳則朝外張開。

②雙手伸直，在頭上交疊。

③緊縮臀部。

④挺直背部、全身伸展。

⑤體重置於單側，吸氣後一邊吐氣，一邊將身體倒向與體重側**相反的方向**。充分倒下後

⑤基本Ⅰ・側面伸展調整骨盆

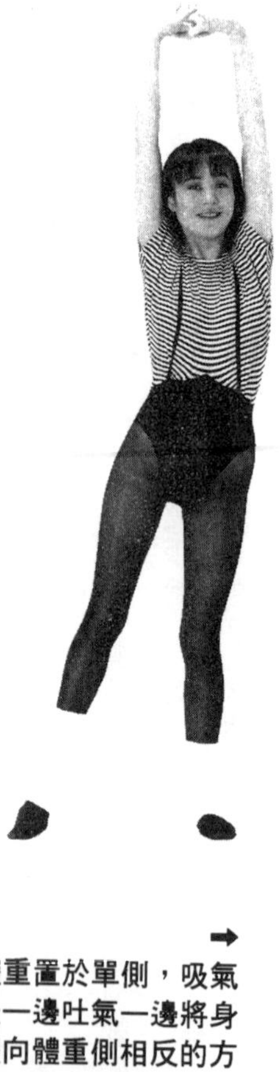

⬅
①雙腳張開如肩寬，體重置於單側。相反側的腳伸向外側。
②雙手在頭上交疊。
③緊縮臀部。
④伸直背部，全身伸展。

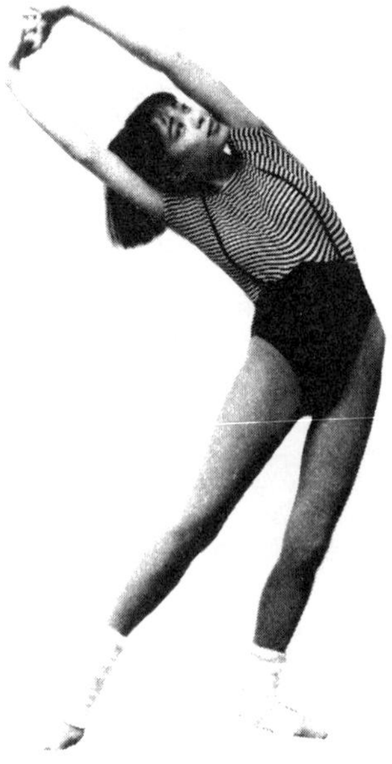

➡
體重置於單側，吸氣後一邊吐氣一邊將身體向體重側相反的方向。充分倒下後停止呼吸，覺得痛苦時吐氣，放鬆身體的力量還原。較難倒的一側次數增多。

⑤無法做到側面伸展的人……

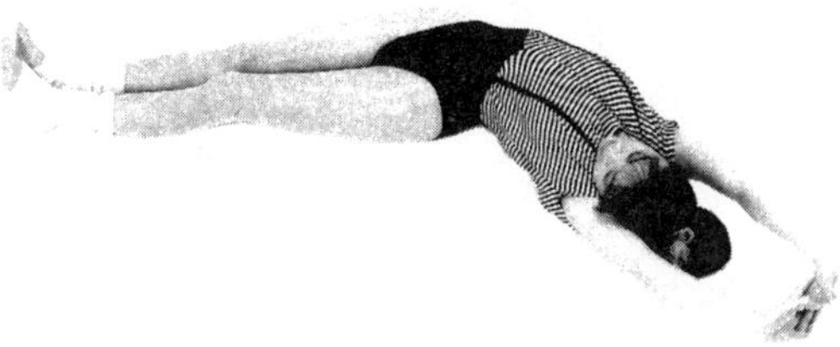

⬆⑤的伸展運動將身體倒向側面，較難倒的人可進行以下的伸展運動。
仰躺，雙手在頭上交疊，上身傾向較難倒的一側。

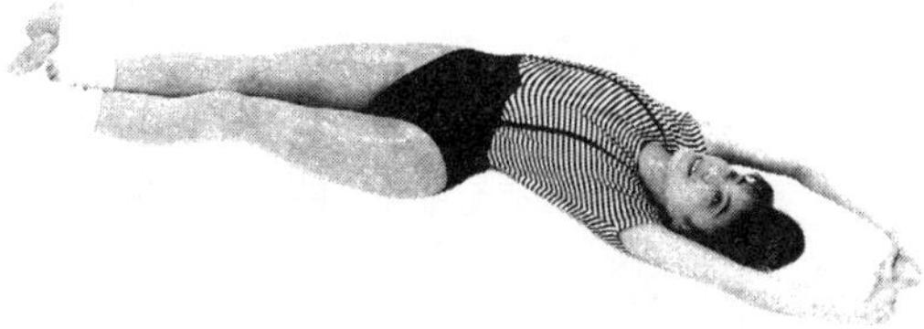

⬆用頭和臀部支撐上身，用力後仰伸直跟腱，腳上抬到距離地面10公分處，停止呼吸，數三下吐氣。這時放鬆身體的力量，進行三次。

停止呼吸，覺得痛苦時再咕地吐氣，放鬆身體的力量，身體恢復為原先的位置。等到心臟跳動等減慢後，再朝相反的方向施行。每次保持站立的姿勢，稍做休息反覆進行。這個運動的重點是，身體要倒向左右同樣的位置為止。可在鏡子上畫橫線檢查。此外，如果身體較難倒向某一側時，必須將重點置於這一側做運動。

身材較高的人跪膝進行也具有同樣的效果。體重側的膝朝外彎曲，另一腿則朝側面伸直，以同樣的動作進行。

⑥基本Ⅰ・調整骨盆Ⓑ（九十五頁圖）

骨盆歪斜的人，側坐時左右沒有辦法維持同樣的側坐姿勢。較難坐的一側（例如右側），在上方的腳（右）比另一隻腳更長。

首先，側坐觀察。一雙大腿平行，雙膝呈直角彎曲，雙腳朝同一方向伸出坐下。如果要知道正確的左右腳長度差，膝一定要呈直角彎曲。左右差距較大的人，會出現閃腰或腰痛的煩惱。

側坐，確認較長的一隻腳後，俯臥，輕輕彎曲這隻腳的股關節和膝，伸直跟腱。

⑥基本Ⅰ・調整骨盆

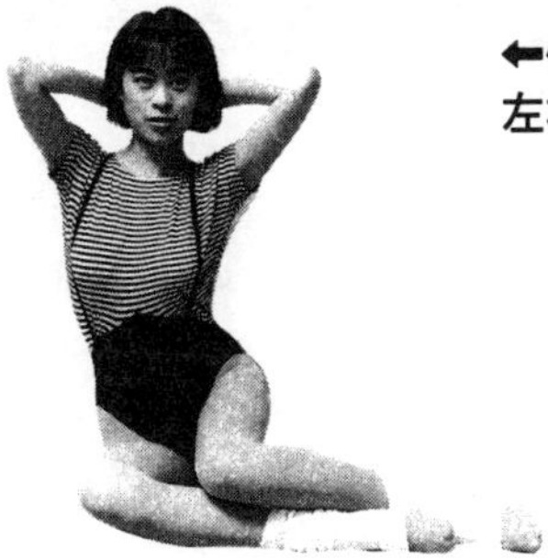

←側坐，檢查腳長的左右差。

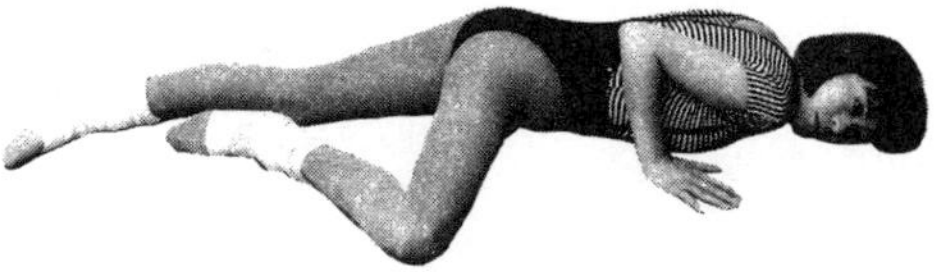

↑俯臥，較長的一隻腳曲膝，伸直跟腱。

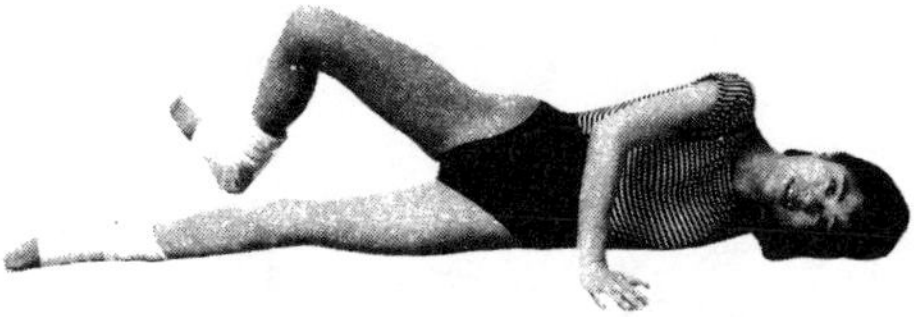

↑用手掌支撐身體，彎曲的腳盡可能往上抬，數三下，將膝拋到距離身體較遠處，腳抖然落下。

例如，右腳較長時，保持俯臥的姿勢，臉朝向右側，右手手掌置於右側腹側面的地上支撐身體，而彎曲的右腳盡可能往上抬高，數「一、二、三」，使膝距離身體較遠，然後將右腳砰地放下。這時，使身體放鬆。反覆進行幾次，然後再側坐，應該可以發現左右都可以輕鬆地坐下了。

骨盆周圍的肌肉柔軟後，骨盆調整恢復正常，就能達成效果。無法側坐的人骨盆歪斜的程度相當大，必須進行股關節的運動。

⑦基本Ⅱ・扭轉運動（九十八頁圖）

在日常生活中，習慣或癖性等，在不知不覺中可能會導致身體扭轉。一旦習慣化或形成癖性的身體的扭轉，會使身體的重心偏向左右任何一側。如此一來，對於整個骨骼會造成極大的不良影響。

身體的重心偏向左右任何一側時，第一頸椎（耳根附近）與第四腰椎（腰部附近）會朝向非重心側扭轉。而第二頸椎（第一頸椎下方）與第五腰椎（第四腰椎下方）則會朝向重心側扭轉。

頸椎的扭轉會損害整體的健康，腰椎的傾斜會阻礙神經的正常作用，對於脊柱造成不良的影響。此外，身體不容易朝左扭轉的人容易罹患高血壓，不容易朝右扭轉的人可能胃腸有毛病。

例如，慢性頭痛、視力減退的原因之一，就是第一頸椎的扭轉。

身體扭轉的原因隱藏在日常生活中。看電視時你的臉是否一直朝向右側而觀看電視的畫面呢。如果身體一直朝向同一方向傾斜而工作，或是有經常用同一隻手拿重物的習慣等，都會導致身體傾斜。

①準備一把有靠背的四腳椅子。坐在椅子上，雙腳纏住椅子腳固定。上身扭轉往後看，雙手牢牢抓住椅背。

②保持這個姿勢吸氣，而後一邊吐氣，一邊將上身再轉到後方。

③充分轉到後方時，停止呼吸，如果覺得痛苦就吐氣，使身體放鬆，再恢復原先的狀態，左右各進行二次。

左右的扭轉較難進行的一側，次數要增多。但是，剛開始時不要勉強，習慣之後再增加次數。如果勉強扭轉的話，可能會引起肌肉或骨骼發炎。

⑦基本Ⅱ・扭轉運動

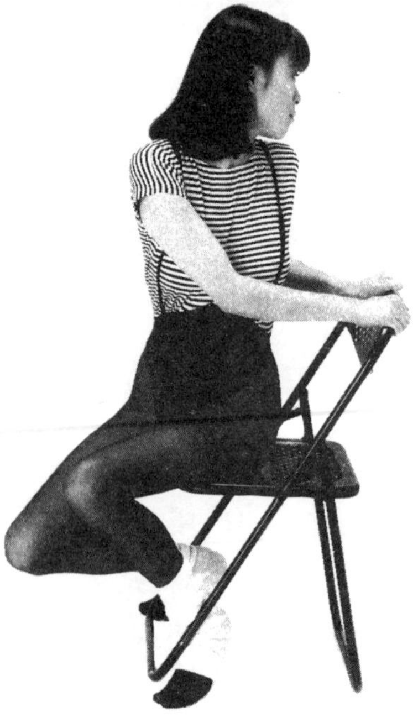

①雙腳牢牢地固定在椅子腳上，扭轉上身往後看，雙手牢牢握住椅背。②保持這個姿勢吸氣，一邊吐氣一邊再將上身往後轉。③充分轉到後方後停止呼吸，覺得痛苦時吐氣放鬆，恢復原先的狀態。左右各進行二次。

➡沒有椅子時

①雙腳併攏朝前伸出，緊縮臀部坐下。右手按壓左膝外側，上身往左扭轉。這時一邊吐氣一邊充分扭轉身體，左手放在地面上支撐身體。②充分扭轉身體後停止呼吸，覺得痛苦時吐氣，放輕鬆恢復原狀，左右各進行3～5次。

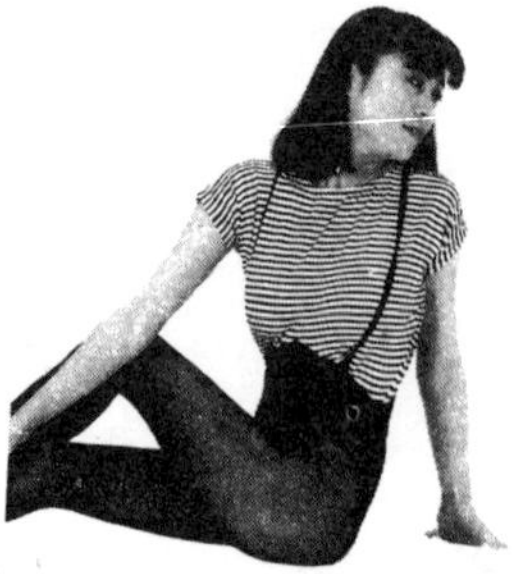

※沒有椅子時

①雙腳併攏往前伸出，緊縮臀部坐下。用右手按壓左膝的外側，上身往左轉。這時一邊吐氣一邊充分扭轉身體，左手扶在地上支撐身體。

②身體充分扭轉後停止呼吸，覺得痛苦時吐氣，同時放鬆身體的力量，上身恢復原先的狀態。左右對稱扭轉，多努力幾次。左右以三～五次為目標。

⑧基本II・頸椎的矯正（一〇〇頁圖）

兩肩保持水平，站在鏡子前面。

①放鬆頸部的力量，朝左右傾斜。如果有較難傾斜的一側，表示第一頸椎突出。

②如果較難往左傾斜時，可用右手壓住**右側頭部**。這時頭也要用力，兩邊互壓。數到三突然放開手。較難往右傾斜時，則用左手壓住**左側頭部**，以同樣的方式進行。為使頭容易朝左右傾斜，較難傾斜的一側要多進行幾次。然後頭往前後倒，朝左右扭轉加以矯正。矯正法見一〇〇頁。

以手枕的形態睡覺的人，第一頸椎容易朝側面突出，這點必須注意。

⑧基本Ⅱ・頸椎的矯正

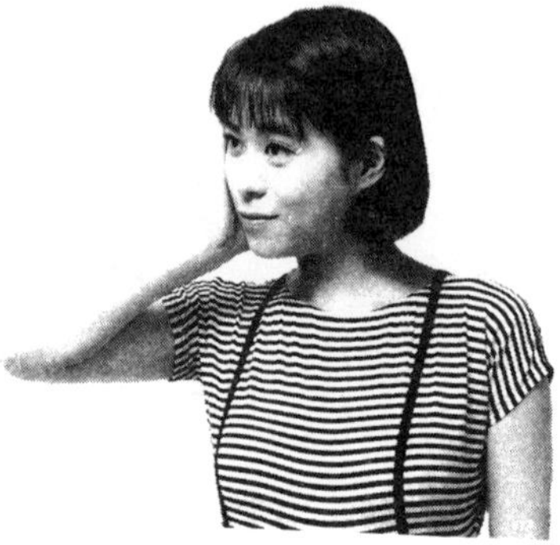

←放鬆頸的力量，朝左右傾斜。如果左邊較難傾斜時，則用手壓住右側頭部。這時頭部也要用力，兩邊互推。

→其次數三下，啪地放開手，進行數次。

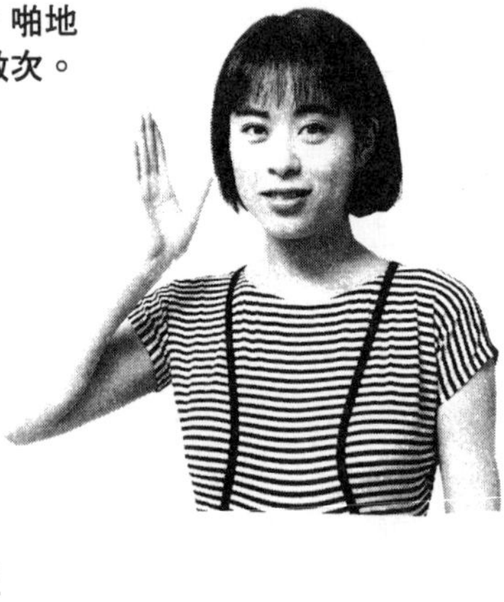

※前後的矯正

較難往前倒時，手抵住枕部；較難往後倒時，手抵住額部，按照上述的要領進行。

⑨基本Ⅲ・身體的前面伸展

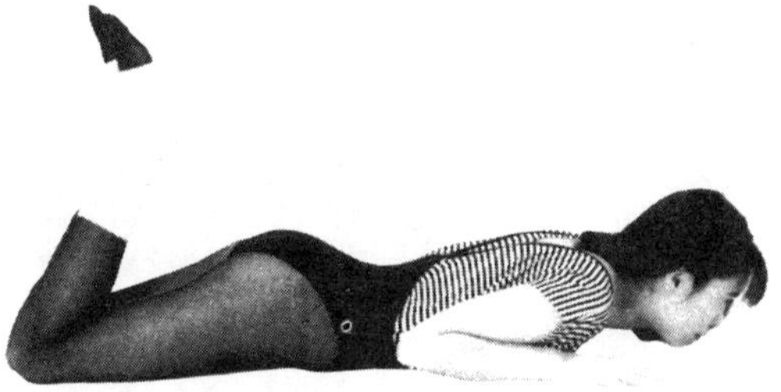

⬆俯臥，雙膝彎曲。這時手掌貼於地面，手肘深深彎曲靠在兩腋。

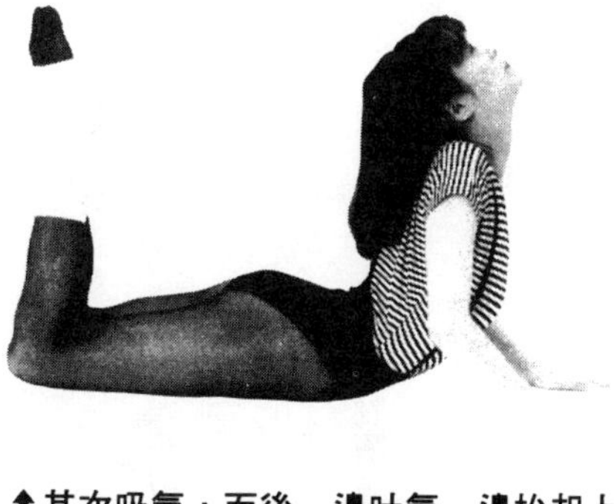

⬆其次吸氣，而後一邊吐氣一邊抬起上身，身體後仰。充分伸展頸部的喉嚨側，伸直腹部。吐氣放鬆。進行2～3次。肚臍不可以離開地面。

⑨基本Ⅲ・身體的前面伸展Ⓐ（一〇一頁圖）

這個運動主要是伸展頸部、乳房、腹部，使其柔軟。有助於消除疲勞和壓力。

①俯臥，彎曲雙膝。

②雙臂張開如肩寬，手掌貼於地面，手肘深彎曲靠在兩腋。

③吸氣，一邊吐氣一邊抬起上身。上身盡可能往後仰。視線看著天花板，下巴伸出，充分伸展脖子的喉嚨側。這時，腹部也要充分伸展。

④充分伸展後停止呼吸，如果覺得痛苦就吐氣，同時放鬆全身的力量。進行二、三次。

這個運動的注意點是，肚臍不可以離開地面。身體往後仰時如果肚臍離開地面，反而會導致腰痛。

⑩基本Ⅲ・身體的前面伸展Ⓑ（一〇三頁圖）

O型腿的特徵之一就是臀部突出，而這個運動是矯正臀部突出不可或缺的運動。

①跪立。

②右腳往後滑，大腿貼於地面後曲膝。

⑩基本Ⅲ・身體的前面伸展

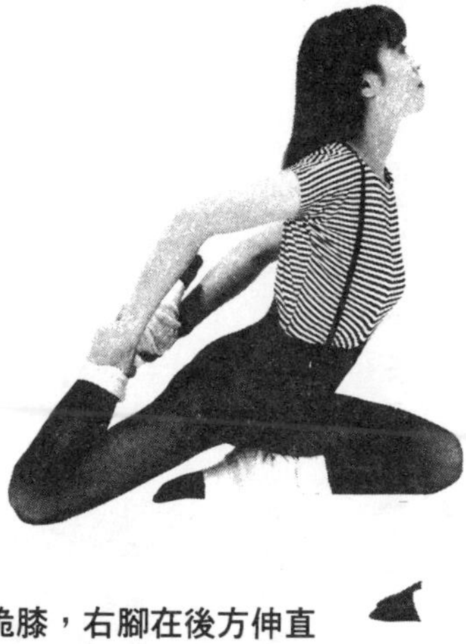

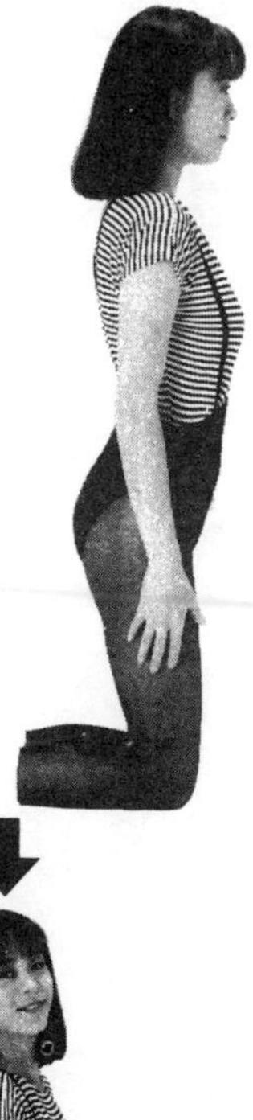

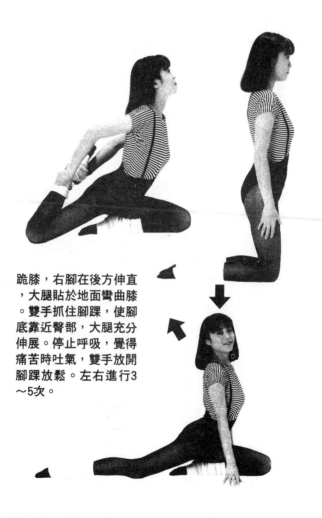

跪膝，右腳在後方伸直，大腿貼於地面彎曲膝。雙手抓住腳踝，使腳底靠近臀部，大腿充分伸展。停止呼吸，覺得痛苦時吐氣，雙手放開腳踝放鬆。左右進行3～5次。

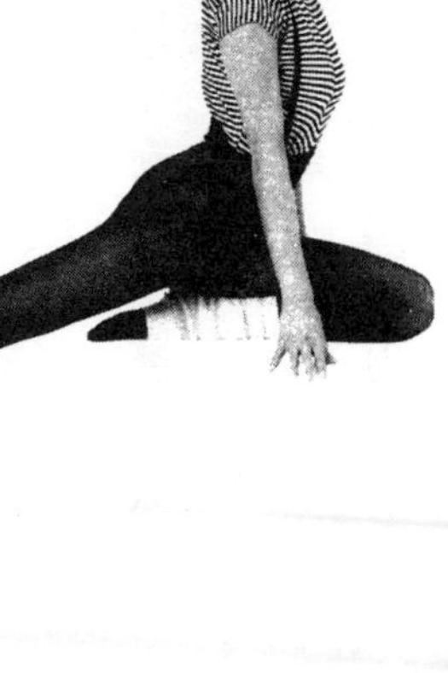

③雙手牢牢抓住腳踝，讓腳底（腳跟）貼近臀部，伸直大腿（股四頭肌）。充分伸展後腳用力，膝伸直。

④停止呼吸，覺得痛苦的話在吐氣的同時雙手放開腳踝，放輕鬆，左右各進行三～五次。

※如果左右任何一側較難進行時，要增加次數。

⑪基本Ⅳ・身體的後面伸展Ⓐ（一〇五頁圖）

改善腸的狀態、消除疲勞，對於荷爾蒙分泌的平衡、健康的增進及壓力的消除都有效。

①仰躺，雙腳彎曲貼近臉。

②雙手牢牢握住一側的腳踝。

③保持這種姿態吸氣，一邊吐氣，一邊將手沒有握住的腳放下。抬起的腳的跟腱和後方充分伸展，再用力使腳還原，停止呼吸。覺得痛苦時就吐氣，雙手離開腳踝，放下腳，放輕鬆。左右各進行二～三次。較難進行的一側次數必須增多，做到左右都能輕鬆進行為止。

⑪基本IV・身體的後面伸展

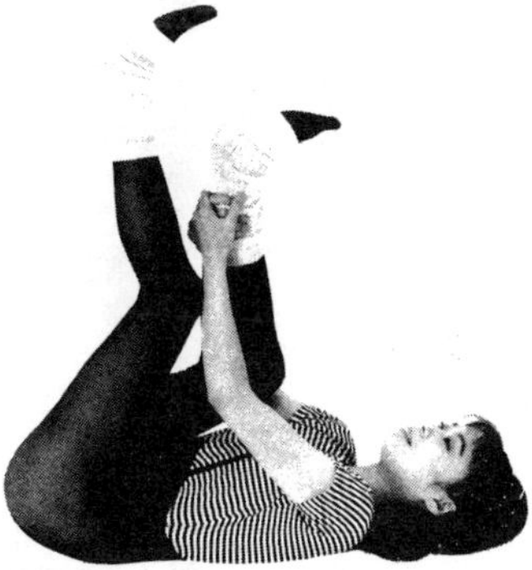

↗仰躺，雙腳彎曲靠近臉，
雙手握住一邊的腳踝。

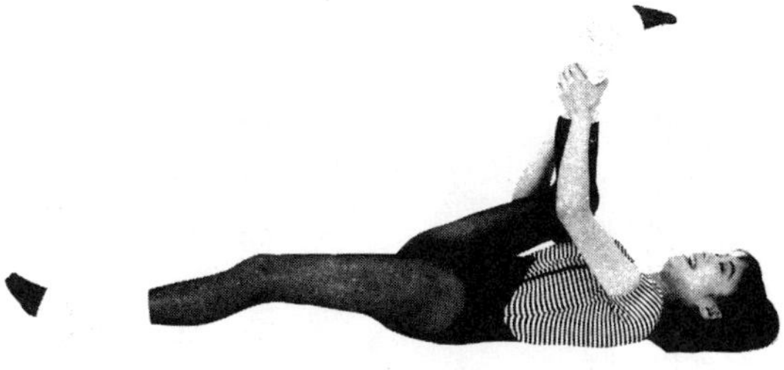

↑保持這個姿態吸氣然後吐氣，同時將手未握住的腳放下。伸直上抬的腳的跟腱，停止呼吸，覺得痛苦時吐氣，雙手離開腳踝，腳放下，放輕鬆。左右進行2～3次。

⑫基本Ⅳ・身體的後面伸展Ⓑ（一〇七頁圖）

使脊柱柔軟、消除疲勞、增進健康，對於肩膀痠痛有效。上部胸椎好像落到前方的人（脊柱呈棒狀），藉著這個矯正運動也能發揮作用。

①仰躺，雙腳輕輕抱在胸前，曲膝，腳落在臀的旁邊。進行五次。

②其次，雙手叉腰，抬起雙腳，腳尖貼在頭側的地面，伸直膝，充分伸直跟腱。數「一、二、三」放下腳，回復身體仰躺的姿態，放輕鬆。維持普通的呼吸狀態而進行。

這是基本的運動。

勵行這些基本運動，能夠調整骨盆，也能強化支撐骨骼的肌肉。當然也能出現瘦身效果。

必須注意的是，從一個運動移到下一個運動的時候，其間必須呼吸三～五次。短暫的休息時間能使得運動所形成的刺激傳達到腦。接著即將進O型腿的矯正運動。

⑫基本Ⅳ・身體的後面伸展

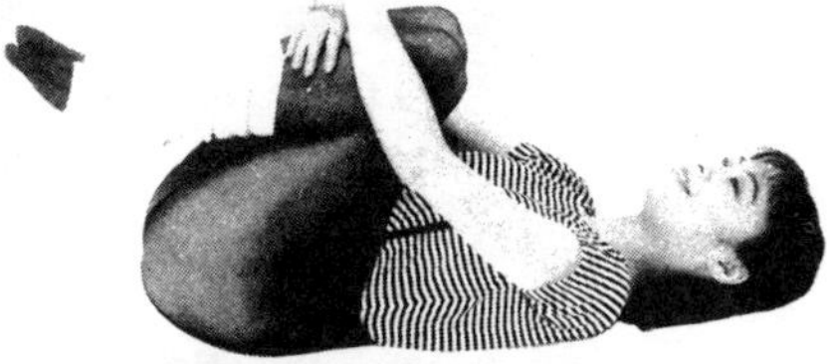

⬆①仰躺，雙腳抱在胸前，曲膝，足抖然落在臀部附近。進行5次。

⬅其次雙手叉腰，雙腳上抬，腳尖放在頭側的地面上，充分伸直膝與跟腱。

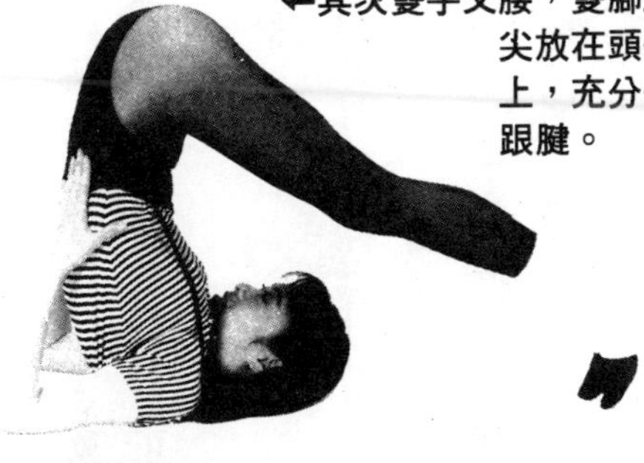

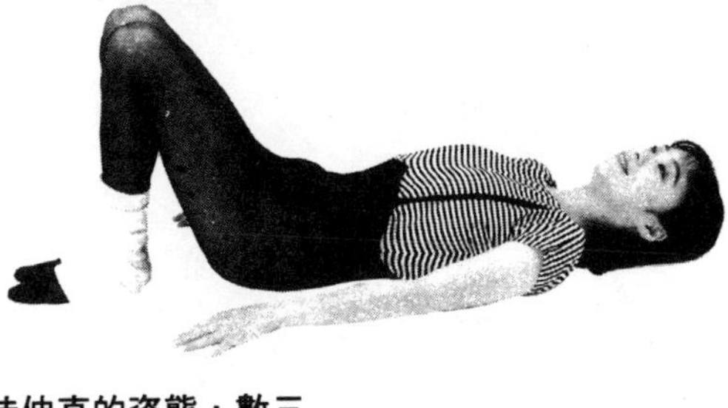

⬆保持伸直的姿態，數三下放下腳，恢復原先的姿態。

O型腿的矯正運動

⑬調整股關節（一〇九頁圖）

O型腿的人，大轉子位置一定突出。也是股關節活動不良的原因。

這個運動能使股關節活動順暢，使股關節位置恢復正常。調整股關節，使大腿變細，整個腳變輕了，而且不容易疲倦。

①雙腳張開為腰寬的一・五倍。

②右手抵住右大轉子（大腿根部骨），左腳伸向外側。

③一邊數「一、二、三……七、八」，彎曲左膝，同時上身從股關節開始深深往右傾（頭筆直朝向前方），大轉子由右往左壓入，進行十次到二十次。

④其次，右腳向前。雙腳前後張開。彎曲右膝，同時上身深深地往左傾，將左大轉子從後方推向前方。進行十次～二十次。

⑭調整股關節韌帶（一一一頁圖）

⑬O型腿矯正運動Ⅰ

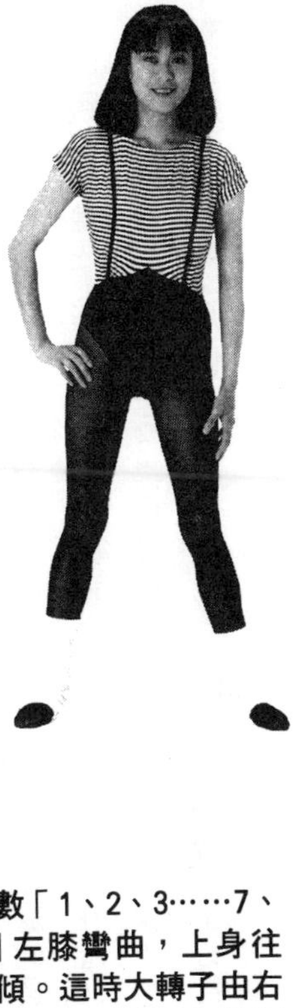

⬅調整股關節
雙腳張開為腰寬的1.5倍站立。右手抵住右大轉子（大腿根部附近的骨頭），左腳伸向外側。

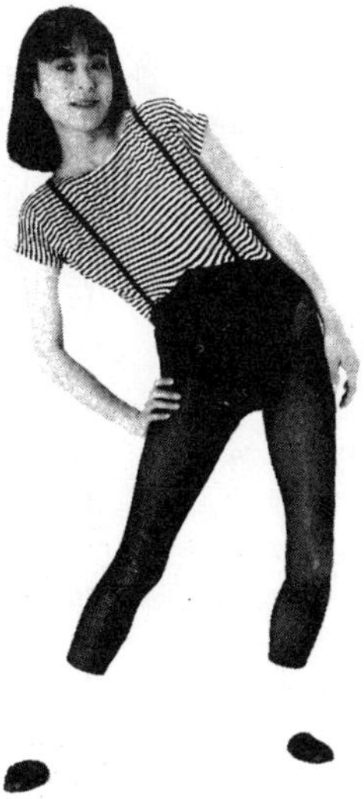

➡數「1、2、3……7、8」左膝彎曲，上身往右傾。這時大轉子由右往左推入。左右各進行10～20次。

形成O型腿後，支撐股關節的強力韌帶歪斜，會使O型腿更為惡化。

①左腳朝向內側站立。左腳跟碰到右腳的小趾，右腳和左腳的角度呈九十度。

②大腿跟部好像往前突出似地緊縮臀部，腳底牢牢地固定在地面上。

③吸氣，一邊吐氣一邊將上身盡可能往左轉。然後停止呼吸。

④覺得痛苦時吐氣，放鬆全身的力量，恢復原先的姿勢，左右各做二次。

⑮使股關節柔軟（一一一頁圖）

使股關節周圍的肌肉和韌帶柔軟，伸直腳內側肌肉使其柔軟。

①雙腳腳底貼合，盡可能靠向身體坐下，緊縮臀部。用右肘將右膝壓在地面上，用左肘將左膝壓在地面上，一邊吐氣一邊將上身往前方倒。

②充分倒下後停止呼吸，覺得痛苦時吐氣，同時，放鬆整個身體的力量放輕鬆。

⑯股關節的運動（一一二頁圖）

O型腿的人大都會使用腳外側的肌肉，因此容易形成僵硬。

⑭O型腿的矯正II

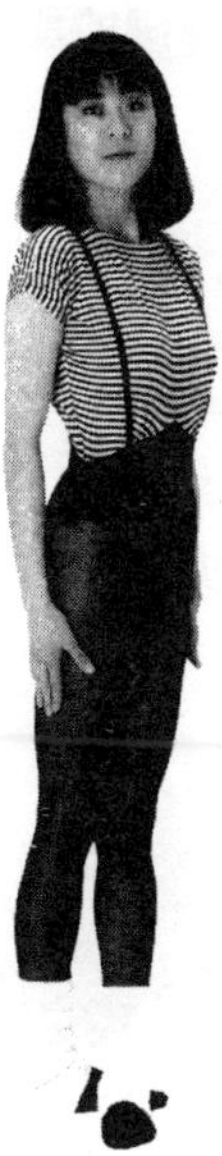

←調整股節間韌帶

左腳伸向內側，腳跟碰到右腳的小趾，左腳與右腳的角度呈90度站立。大腿根部朝前突出似地，緊縮臀部，腳底固定在地面上。吸氣，一邊吐氣一邊將上身盡可能往左扭轉。再吸氣一次停止呼吸，覺得痛苦時吐氣，放鬆身體的力量，恢復原先的姿勢。左右各進行2次。

⑮O型腿的矯正III

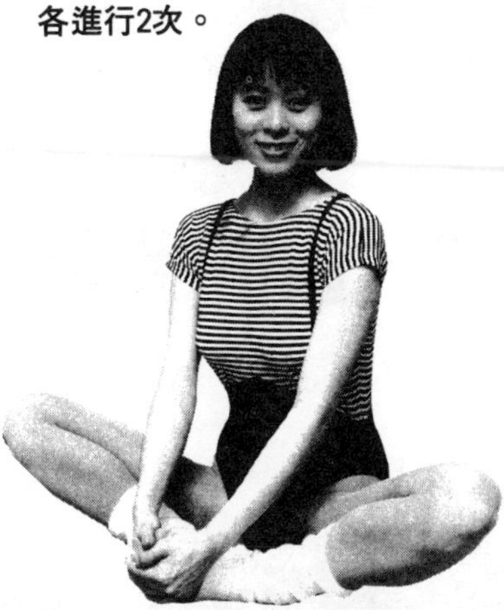

使股關節柔軟

兩腳腳底貼合，儘量靠近身體附近坐。緊縮臀部，兩肘好像把兩膝壓在地面上似地，一邊吐氣一邊將上身往前方倒，倒下後停止呼吸，覺得痛苦時吐氣放鬆。進行2次。

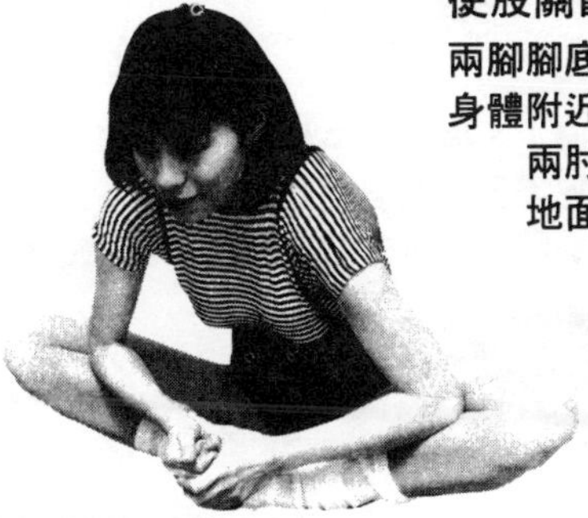

⑯O型腿的矯正Ⅳ

使腳外側的肌肉柔軟

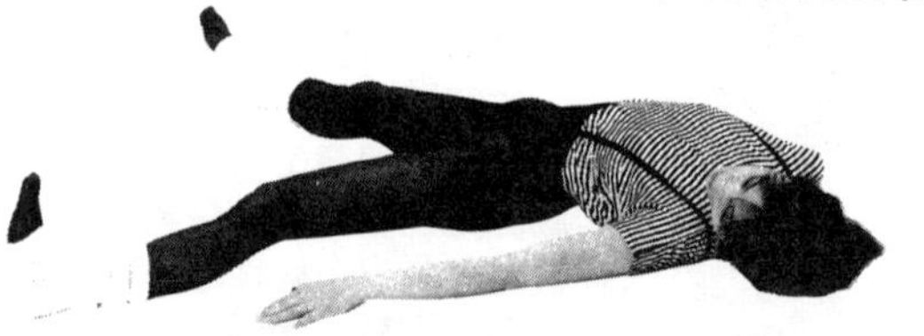

仰躺，腳大幅度張開。肩膀貼於地面，上身往左傾，伸直左跟腱，腳上抬到距離地面10公分處，數三下後抖然放下。各進行5次。

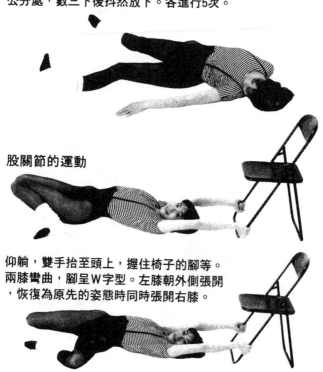

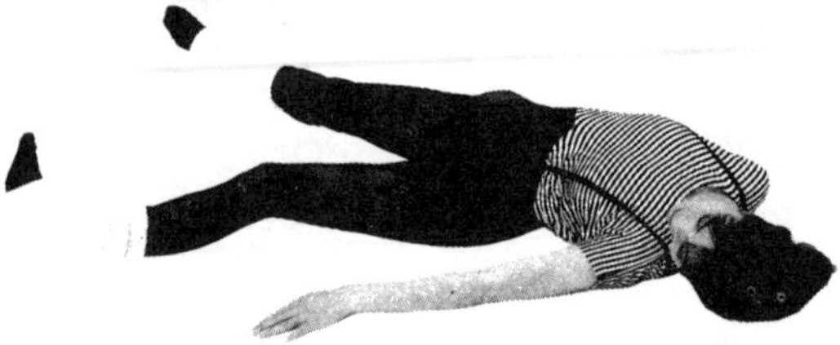

股關節的運動

仰躺，雙手抬至頭上，握住椅子的腳等。兩膝彎曲，腳呈W字型。左膝朝外側張開，恢復為原先的姿態時同時張開右膝。

⑰完成的體操

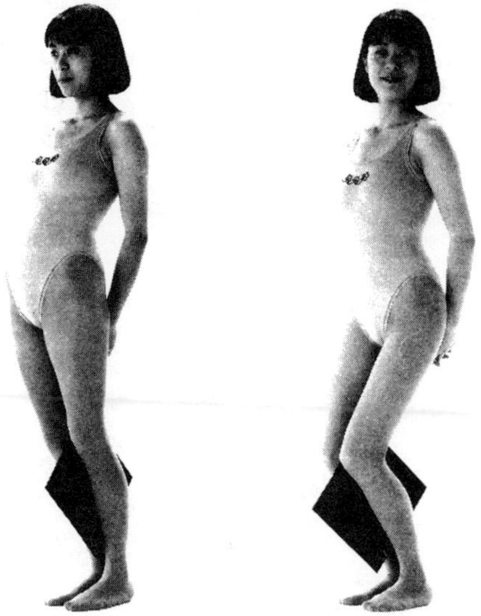

作法參見下頁文字

軟。

首先，要使腳外側的肌肉柔

①仰躺，腳大幅度張開。

②兩肩貼於地面，上身往左傾，伸直左跟腱，腳上抬到距離地面十公分處。

③數三下後抖然放下腳。左右各進行五次。

做好之後接下來的運動就能輕鬆進行了。

①仰躺，抓住一個牢牢固定的東西，雙膝彎成W字型貼於地面。

②左膝朝外張開。然後左膝

恢復原狀，在恢復原狀的同時右膝朝外張開。反覆進行這個動作二十～四十次。

能夠輕鬆完成之後，將毛線捲成不硬不軟直徑十二公分～十五公分的球狀，塞在臀部下方做同樣的運動。

如此一來就能使股關節周圍的肌肉柔軟，使股關節柔軟。

⑰完成體操（一一三頁圖）

①兩膝（輕度O型腿的人用小腿肚）夾住紙，兩腳腳趾、腳跟併攏站立。

②只要用力不要讓紙掉下來，輕輕屈伸股關節和膝。反覆進行十～二十次。

（**注意**）伸直膝的時候，臀部要用力緊縮，好像尾骨朝前方突出似地，形成弓身的姿勢。

健康又苗條

畠山鞠子（二十五歲・自營業）身高一六〇・五公分，體重五三・六公斤。身高、體重還算可以，但是乳房的尺寸比臀部的尺寸更大，可說是比較罕見的體型。遺憾的是她的腿，由膝以下出現能夠放入一個半拳頭的縫隙，屬於重度的O型腿。因此，她的健康不佳，每天都覺得很憂鬱。

「我經常站著工作，腳覺得很倦怠，而且浮腫的情形很嚴重。用手指按壓時，陷凹的部分沒有辦法恢復原狀。而且腰痛、腎臟不好，令我感到很擔心。」

畠山小姐的其他自覺症狀則是手腳發冷、脖子和腳趾的顏色呈紫色。

此外，因為她擁有巨大的乳房，因此肩膀痠痛，背部和頸部的痠痛也是煩惱的根源。

「可以說是完全不健康的身體。上下樓梯時覺得呼吸困難、膝痛……。最痛苦的就是生理痛，即使服用市售藥也沒有幫助，從醫院拿回藥物服用，但是仍然必須躺著休息。

沒有一天讓我覺得非常愉快。平常肚子發脹，有便秘傾向。不管是吃東西或肚子餓的時候都會胃痛，有時會出現胃抽筋的現象。」

她在少女期之前腳是直的。就讀高中時遇到一次嚴重的扭傷，腳形就變了。後來，身體覺得很容易疲倦，而且有先前所列舉之各種症狀的煩惱。

「我的身體幾乎具有所有O型腿的人所說的症狀，山田老師說我是O型腿的代表。」

三週內她在我這兒進行O型腿的矯正。結果，煩惱的症狀完全消失了。

畠山鞠子女士（25歲・自營業）

← BEFORE

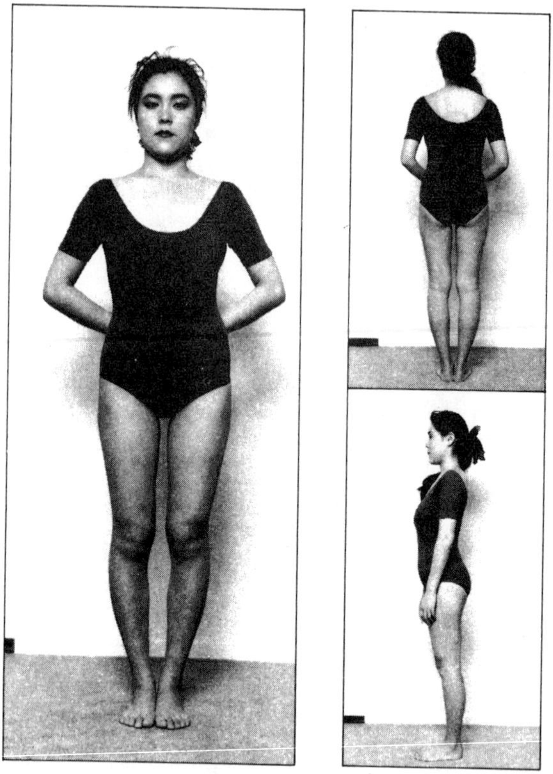

身高	體重	B（頂端）	B（底部）	W
160.5	53.6	94.0	75.0	69.5
H	大腿	小腿肚	腳踝	
90.5	51.0	32.8	20.3	

★矯正前突的姿勢
AFTER

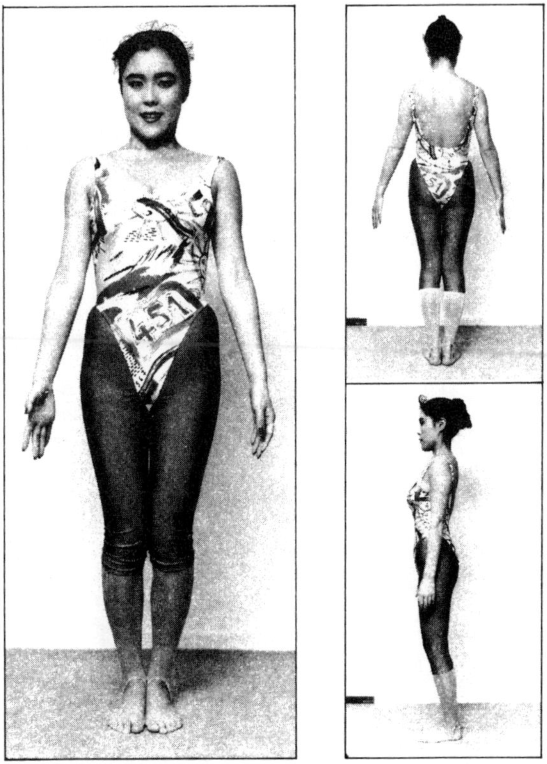

身高	體重	B(頂端)	B(底部)	W
160.5	51.4	92.8	74.0	65.5
H	大腿	小腿肚	腳踝	
88.0	50.5	32.0	19.8	

「臉上的腫疱消失了，臉色很好，每天都很快樂地化妝。事實上，原本肚子發脹，整個身體覺得倦怠，而藉著矯正之賜，腰圍瘦了四公分。此外，大腿、小腿肚、腳踝都變細了。小腿肚雖然不是筆直的，但是已擁有美麗的腳形，與一個月前相比，緊縮了一半以上。恢復了健康之後讓我感到很高興，而最近我夢見自己的腳變得更漂亮了。是不是很過分呢？」

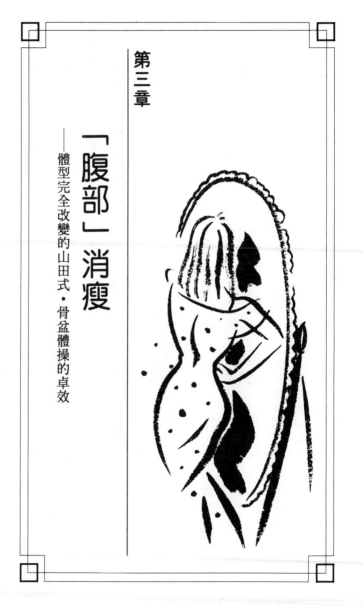

第三章

「腹部」消瘦

——體型完全改變的山田式・骨盆體操的卓效

腹肌力是否衰退呢？

下定決心「一定要讓肚子消下來」，嘗試過各種方法，但是無法長久持續，沒有辦法達到目的，是人之常情。

減肥時雖然想吃各種美味的食物，可是卻不能吃，這種心情沒有辦法長久持續下去。運動流汗又覺得很麻煩。相信大家都希望有一個簡單的方法能夠達成夢想。

事實上，只要在坐、站立、走路、日常生活的動作和姿勢上稍微留心，就能使腹部消下去。

腹部（下腹部）是人體內脂肪最容易附著的部分，盡可能控制脂肪的攝取，讓體內的脂肪燃燒，應該就能使腹部消下去。但是，光是這樣就能使腹部消下去嗎？

遺憾的是，答案是「不」。當然，食物療法是使肚子消下去的重點之一。

國內女性體型的特徵，就是即使整個身體很瘦，可是腹部卻突出的人非常多。此外，就算藉著食物療法變得苗條，但乳房、腰圍、臀圍的比例，有的人和變瘦之前完全一樣。也就是說，食物療法雖然減輕了體重，可是只有上半身變瘦，腹部還是沒有消下去。

為什麼即使限制脂肪，也不能使腹部消下去呢？因為腹部突出的原因在於姿勢，並不在於脂肪的量。不艮姿勢導致骨骼歪斜。在第二章中已敍述過了，以下再加以說明此點。

●要擁有健康、美麗、均匀的體型，就必須調整骨盆和頸椎，使其恢復正常位置。
●正常的骨骼能使神經功能順暢，內臟功能活潑，消除便秘等使腹部突出的原因。
●骨盆的歪斜，會加速腹肌力的減退。

腹部突出的人，因為腸疲憊，腹肌力減弱，而形成膨脹的狀態。肌肉力減弱時，支撐內臟的力量減弱，內臟很難回到原有的位置。此外，新陳代謝不活潑，蓄積的脂肪一直無法燃燒掉。為能去除脂肪，日常生活中保持正確的姿勢非常重要。

隨著年齡的增長，腹部容易附著贅肉，理由之一就是腹肌衰退。

避免腹部突出的姿勢

某位英國人在他的小品文中寫著「我到日本去覺得很驚訝的一點是，日本人全都是腹部，尤其是胃附近突出」。而來到我的診所的外國女性或是由海外歸國的小姐們，都異口同聲地說：「日本人的走路方式不對。好像拖著腳走路似地」、「駝著背、拖著腳走路、真難看」

、「下半身看起來好胖呀」。

這些意見是具有關連性的。首先，不良的姿勢就是駝背走路。

原本姿勢不良的國人，女性比男性彎腰駝背的機會更多，其中二十五歲到三十歲層的駝背女性很多。

駝著背、下巴往前突出的駝背走路姿勢為什麼不好呢？站立在大鏡子前，先保持立正的姿勢站立，然後再用駝背的姿勢站立，有何不同呢？駝背時肚子會不會突出呢？此外，腰和臀部缺乏緊縮力，臀部應該會下垂，而乳房也會下垂。

我們的身體在保持良好姿勢的狀態下，肌肉才能發揮作用。例如，能夠保持美麗的體型。但是，一旦駝背時，全身肌肉及肌力都會減退，會導致全身骨骼的歪斜、腹部發脹、臀部和乳房下垂，其他不良的體型也會出現。

走路的動作是終生必須日常持續的運動，運動量超乎想像。而這個動作會使得肌肉發達的程度完全改變，甚至也會連帶使得體型改變。

我經常在車站的月台看到有人以「稍息的姿勢」或是「腳交叉的姿勢」站立，如此會造成重心的偏差，或是一邊的股關節朝向外側用力，因此，導致坐骨和骨盆朝外側拉扯的力量增大。所以，只要盡可能保持重心不會偏差的站立姿勢，就能達到縮腹效果。

正確的站立法是什麼呢？身體的重心經常擺在中央的方法是最理想的。體重均匀地置於左右腳，腳尖筆直朝向正面。腳底平均貼於地面，體重稍微置於姆趾側。

為了矯正O型腿，當然希望雙腿能靠攏站立，但是，為使身體穩定，可將左右腳張開一個拳頭的距離站立。

最重要的就是第二章中說明過的，要選擇合腳的鞋子穿著。

為了保持正確的站立方式，一定要選擇合腳的鞋子。同時，絕對不能穿鞋底磨損鞋子。例如，腳跟側磨損的鞋子，穿上後會導致體重置於腳跟的外側，就出現「不艮姿勢側面站立」同樣的結果。足關節朝外側張開時，即使想努力維持健康，也是很困難的事。

其他注意事項則是要輕輕收下顎，保持頭頂上抬。自然地抬頭挺胸，形成不勉強的好姿勢。這個姿勢由他人看來也覺得美麗，而對你產生好感。

有的人經常為了使姿勢好看而挺胸過度、背部挺直，或是臀部用力緊縮、下意識地收縮腹部，勉強加諸的力量反而使肌肉和神經緊張，導致身體疲勞。

不良的坐姿使下半身醜陋

最近，坐椅子的生活已經一般化了，坐在地面上的機會也很多。

但是，很多年輕人不知道「正確的坐法」、「腳很痛，沒有辦法正坐」。事實上，在日常生活上他們已經很少有正坐的機會了。例如，即使有坐著的機會，也會採用輕鬆的壓著腳坐或側坐的姿勢。

事實上，這種坐姿會成為下腹突出原因。

正確的坐法能有效地燃燒腹部的脂肪。為了將臀部的肌肉集中於中心而緊縮臀部，左右膝、小腿肚、腳跟、腳尖貼合正坐，是使腹部消瘦的有效方法。同時，不會對股關節造成勉強的負擔，不會使骨盆張開。而且，能緊縮臀部的肌肉，使得張開的骨盆恢復正常的形態。此外，也能防止背部和腹部肌肉的肌力減退。但是，坐下後要放鬆臀部的力量，因為一直用力反而會使肌肉僵硬。

兩腳貼合坐下的方法，不習慣時會覺得困難。尤其腳嚴重彎曲的人，會產生痛苦。但是，在日常生活中要充分進行第二章說明的「伸展跟腱的運動」，使足關節柔軟後就容易正坐了。

在此必須注意的是，○型腿的人（骨盆歪斜）採取勉強的姿勢坐下的弊端。形成○型腿後，由於骨盆歪斜，背肌和腹肌的肌力減退，姿勢自然不良，容易形成駝背的姿勢，勉強想要矯正姿勢而抬頭挺胸時，骶骨更容易往後突出，使得骨盆歪斜的情形更為惡化。

此外，也會成為雞胸的原因。雞胸嚴重時，左右的肩胛骨好像粘在一起似地，會使胸椎歪斜。因此，通常不會出現腰椎的前彎，也不會形成胸椎的後彎。也就是說，胸椎原本應具有緩和的彎曲度，可是這種彎曲度消失了，使得脊柱呈棒狀。

考慮健康及體型的問題，應盡量不要坐椅子。

硬寢具的效用

睡覺時腹部突出。「咦，睡覺時不都是這個姿勢嗎？」也許你會這麼想，的確如此。

與成為○型腿的原理相同，睡在柔軟的床上，以側躺的姿勢睡覺時腹部突出。深深沈入床上的骨盆，骶骨往後突出，結果就會形成非常嚴重的臀部突出的現象。此外，側睡時會拱著背睡覺，臀部突出，失去腰椎的前彎，左右坐骨大大地張開，因而造成骨盆極度歪斜。

①以仰躺的姿勢睡覺。

②不要使用軟床，必須更換為硬寢具。

只要遵守上述二原則，就能使腹部消瘦，同時具有防止肥胖的效果。

睡覺的姿勢大致分為三類，也就是仰躺、俯臥以及側躺。

第二章的「不良姿勢」項目中已敍述過，對於健康而言最不好的姿勢就是側躺。俯臥時臉部當然是朝向側面。而臉容易經常朝向同一方向，如此一來會造成頸部的扭轉、身體的扭轉，偏向一定的方向，其結果，就導致身體歪斜。

以仰躺的姿勢睡覺對健康而言，以及對於防止肥胖而言，是最好的唯一方法。但是，這個姿勢難睡。總之一定要習慣。

左右腳盡可能併攏，用繩子輕輕地綁著睡覺。但是，睡前不要忘了進行矯正骨盆的伸展體操（基本I的運動）。

這個很難睡的姿勢「仰躺」是有效消除疲勞的方法。「早上清醒時經常產生疲勞感」的人，絕對要勵行這個方法。

產後發胖的原因何在？

有的人生產後突然發胖。而且每次生產時又增胖。為什麼生產後會發胖呢？胎兒仍在腹中時，孕婦會吃得很多。但是如果產後持續吃很多，就導致熱量攝取過多。當然，多餘的部分就會導致體重增加。但是，不光是這個原因造成發胖，根本原因在於生產時張開的骨盆，產後未取得充分的休養就開始做家事，因此骨盆無法恢復原狀而維持張開的狀態。也就是說，張開的骨盆導致肥胖體質。

「產後太早下床會造成肥胖」的說法你曾聽說過嗎？也就是說，產後張開的骨盆無法得到充分的休養的意思。矯正O型腿後，有很多人說「食慾恢復正常了」，即使沒有生產經驗的人，也形成與生產後同樣的骨盆歪斜的形態，藉著矯正O型腿而得以改善。

改變為不發胖體質的骨盆體操

為了減肥而做體操或有氧運動的人很多。開始施行後過了三個月後，仍然可持續下去的人，十人中只有一人。其餘九人尚未達到目的就遭遇了挫折。

「多努力吧！」肩膀過度用力地勉強進行，因而無法持續下去（幹勁愈大時，愈快遭遇挫折）。此外，因為身體僵硬，無法隨心所欲活動身體，因疲勞累積、身體疼痛而放棄，因為看不到效果而放棄，挫折的理由大多是這些。

這時，我建議各位採用我的「山田式骨盆體操」。這個體操與一般的體操不同，進行體操後身體不會感覺疼痛，不會疲勞。「進行體操後連視力都清晰了」、「疲勞去除後，身體非常地輕」，這些說法是從未到我的診所的人那兒聽來的。

骨盆體操能使過度張開或過度閉合的骨盆，或是成為臀部突出原因的骨盆歪斜得到調整，恢復正常。

以第二章中所說明的基本伸展（有效地矯正身體的歪斜及骨盆）搭配組合而進行，就能使突出的腹部或因攝取過多的脂肪而發胖的體型，逐漸恢復彈力而緊繃，臀部擁有美好的曲線，使身體充滿魅力。當然，矯正O型腿也是不可或缺的。一定要每天持續這個體操。

▼注意——開始實行骨盆體操前的注意事項：

①依體操種類的不同，需要固定的棒子。可利用扶手或窗緣來進行。

②側躺進行時，最好躺在較薄的墊子上或榻榻米上進行。如此較不容易增加背骨和腰部

目的別運動速見表

你的目的	應用運動	基本運動
全身消瘦	⑱⑲㉖	⑥⑦⑧
腰圍變細	16⑱㉖	④⑥⑦⑧⑨
臀部上抬	⑱⑲⑳21・22 ㉓㉔25㉖	④⑥⑦⑧
大腿變細	⑬14・16⑲ ㉑㉒㉖	⑥⑦⑧
小腿肚變細	⑲⑳㉖	⑥⑦⑧
腳踝變細	⑲⑳㉖	②⑥⑦
臉消瘦	㉖㉗	⑥⑦
脖子變細	㉖㉗	⑥⑦⑧
雙臂變細	㉖㉗	⑥⑦⑧⑪
豐胸	㉚	②⑥⑦⑧
太瘦的人增胖	⑲㉖	⑥⑦⑧

★〇的數字以外可省略。
★①～⑫為止的暖身運動、基本項目每天都要勵行。
★關於不定愁訴等與健康有關的運動請參閱本文。

的負擔。

③基本上要保持胸廓呼吸。

④不可勉強。太過努力無法長久持續。

⑤左右交互進行。較難做的一側要多做一些。一直做到左右以同樣的方式進行才行。

⑥不要放棄希望。要相信一定能改善，這一點最重要。想像自己擁有美麗的體型、平滑的腹部的樣子。

⑱腰圍變細（一三一頁圖）

這是使用毛巾的運動。能使骨盆柔軟，促進脂肪的代謝，創造緊綳的腰部。同時，也有收縮腹部的效果。

①雙腳往前伸直坐下，緊縮臀部。

②雙手握著一條毛巾的中央部分，雙臂朝前伸直。這時，放鬆肩膀的力量，手肘不要彎曲。

③握著毛巾的雙臂保持原先姿態朝左右扭轉，臉朝向正面，用兩坐骨走路，盡可能快速

⑱使腰圍變細

➡雙腳向前伸直坐下，緊縮臀部。伸直拿著一條毛巾的雙臂。拿著毛巾的雙臂朝左右扭轉，臉朝向正面，坐骨盡可能迅速前進後退。

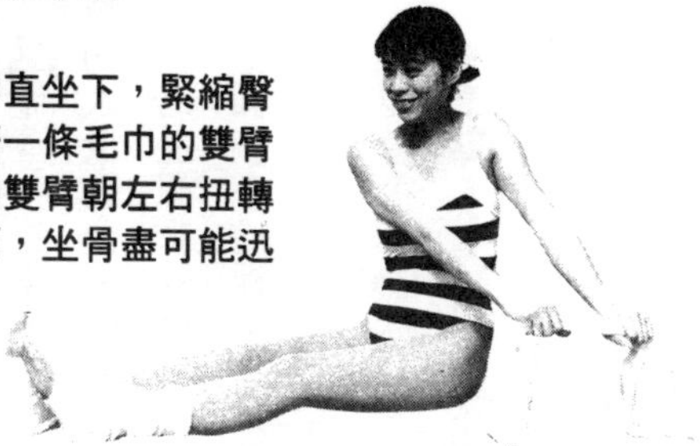

⑲改善肥胖體質

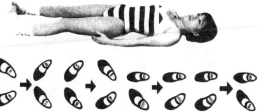

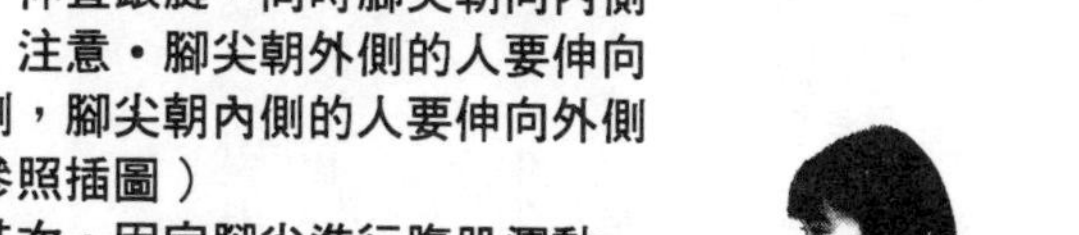

⬆仰躺，緊縮臀部。雙腳張開如腰寬，伸直跟腱，同時腳尖朝向內側。（注意・腳尖朝外側的人要伸向內側，腳尖朝內側的人要伸向外側。參照插圖）

→其次，固定腳尖進行腹肌運動。這個組合進行10～20次。腹肌運動每做一次就要呼吸一次休息。

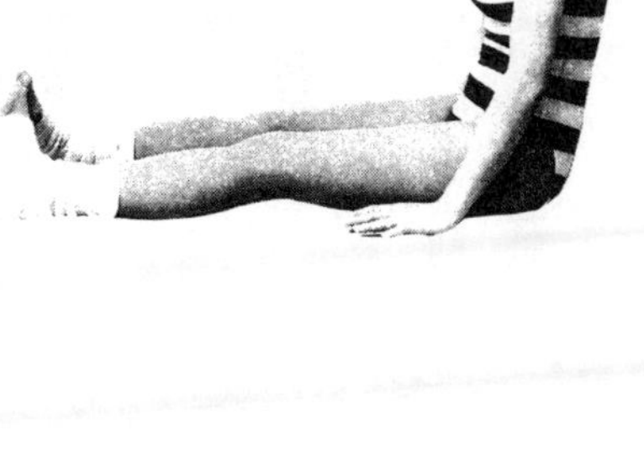

前進後退。只要做到輕微流汗的程度即可。

⑲改善肥胖的體質（一三二頁圖）

調整產後歪斜張開的骨盆。當然，與生產無關的過胖或腹部突出的人，或是食慾旺盛而發胖的人最適合。此外，對於有臀部突出煩惱的人也有效。骨盆張開後有的人會覺得恥骨疼痛。利用這個體操可以去除疼痛。

①仰躺在地板上，緊縮臀部。雙腳張開如腰寬，伸直跟腱，指尖朝內側靠攏。

②固定指尖，進行腹肌運動。這個組合必須進行十～二十次。此外，腹肌運動每結束一次，就要呼吸一次休息，再重新開始。

▼重點——在仰躺狀態時，腳尖朝外側的人就必須朝向內側；腳尖朝內側的人就必須朝向外側。但是，腳尖伸直的人只要保持這個狀態伸直跟腱即可。伸直跟腱就能使得腹肌運動輕鬆進行。但是，腹肌運動不可過度進行，以免導致腹肌疲勞。

性感的臀部

使得臀部適度隆起，形成美麗的曲線，感覺具有彈性，是年輕的象徵。

但是，隨著年齡的增長，體力減退後，臀部會有下垂的傾向。而O型腿惡化時，由於體型的歪斜，會加速這種傾向。此外，有的人雖然年輕，可是臀部下垂。也就是說，雖然年紀輕，但是肉體年齡卻不斷地增加。

千萬不要放棄！稍微努力就能使你的臀形美麗。

①特別注意不良姿勢。

②以正確的姿勢站立、以正確的姿勢坐下，以仰躺的姿勢躺著。穿合腳的鞋子。

③利用山田式伸展體操調整體型，並進行山田式骨盆體操。

以下介紹臀部下垂或上抬的判斷方法。

首先，準備二枝鉛筆。站立在鏡子前，側面對著鏡子，一枝鉛筆水平貼在恥骨上（手指由肚臍朝下方滑時碰到的骨就是恥骨）。

另一枝鉛筆水平地擺在尾骨（肛門旁）上。這時二枝鉛筆的高度如果相同，表示臀部充分上抬。如果尾骨側下降時，表示臀部下垂。雖然是少數的例子，但是也有尾骨側上抬的情形。臀部過度上抬的傾向會導致臀部突出，如此一來並非好的曲線。

⑳矯正突出的臀部（一三五頁圖）

進行調整骶骨的運動，矯正突出的臀部。此外，也能有效消除腰痛、疲勞、維持健康、調整體型。

①仰躺，腳大幅度張開。

②膝直立深彎曲，腳跟盡量靠近臀部。

③骨盆盡可能上抬，雙手交疊由後方往上推，將骶骨往上推起支撐。

④數到三，腳伸直，恢復原先的大字姿勢。秘訣是臀部不可以碰到地面。進行三～五次。高抬的骨盆慢慢地放下也有效。最初也許抬不高，但是反覆進行後就能抬高了。

㉑緊縮臀部Ⓐ（一三五頁圖）

使臀部、腳的肌肉柔軟，同時緊縮臀部。

⑳矯正臀部突出

⬅仰躺，腳大幅度張開。

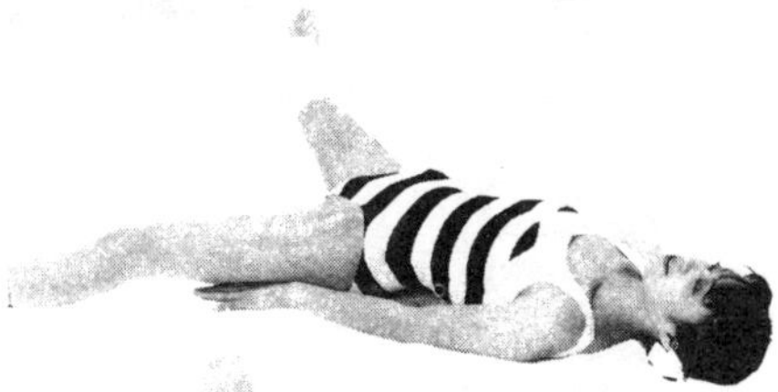

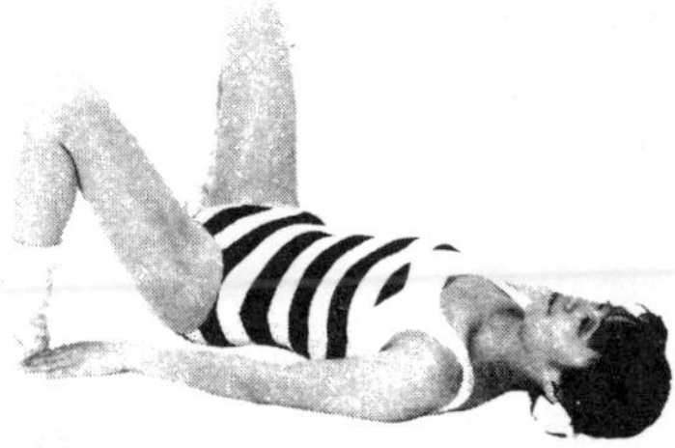

⬆膝直立深彎曲，腳跟盡可能接近臀部。

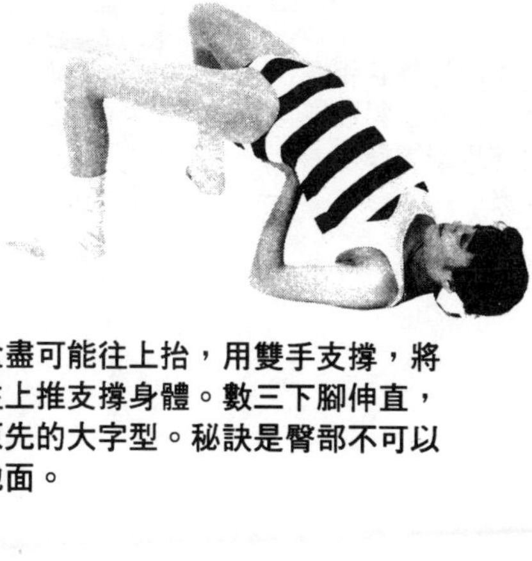

➡骨盆盡可能往上抬，用雙手支撐，將骶骨往上推支撐身體。數三下腳伸直，恢復原先的大字型。秘訣是臀部不可以碰到地面。

㉑緊縮臀部Ⓐ

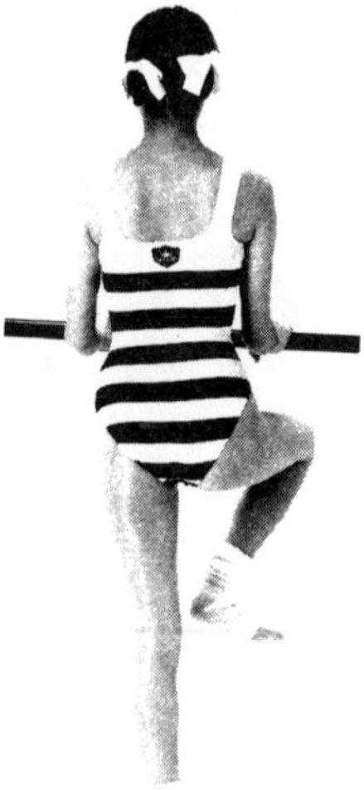

←扶住柱子或牆壁，站立於距離30－40公分處。臉朝向左邊時緊縮臀部。彎曲右膝，大腿上抬到水平高度。

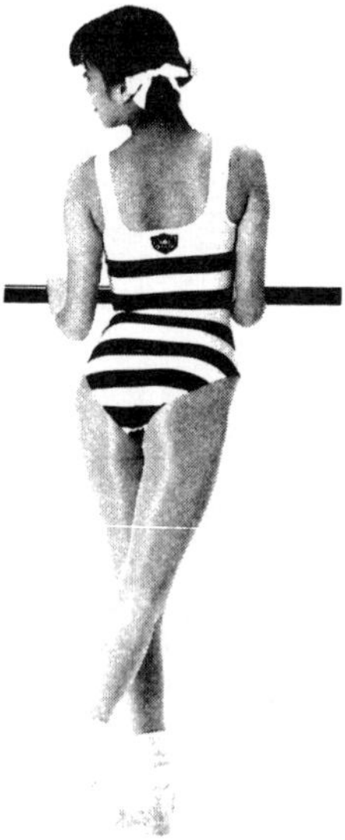

→接著，左右大腿好像互相摩擦似地，右腳用力朝左斜後方揮下。重點是伸直跟腱揮下。左右各進行20次。

①扶住柱子或牆壁，站在離三十～四十公分處。

②臉朝左轉緊縮臀部。

③右腳曲膝，大腿上抬到水平角度。左右腳的大腿內側好像互相摩擦似地，右腳用力朝左斜後方下揮。重點是伸直跟腱往下揮，左右進行二十次。

㉒緊縮臀部（一三八頁圖）

坐下，雙腳張開為腰寬的二倍，膝直立。雙手張開如肩寬，放在後方地面上支撐身體，臀部抬高。緊縮臀部，不使臀部往下降，兩膝靠攏，數到三後放鬆力量恢復原狀，進行數次。

㉓臀部上抬（一三九頁圖）

坐骨間狹窄，形成小而緊縮的臀部。

①抓住牢牢固定的棒子等，站在距離三十公分處。臉朝左轉，左腳筆直伸向前方站立。

②右腳伸向右斜前方，而後用力上抬到左後方（角度為三十度左右）。左右各進行十次。這時，必須注意上身不可以往前方倒，膝不可彎曲。

㉒緊縮臀部Ⓑ

坐下，雙腳張開為腰寬的二倍，膝直立。雙手張開如肩寬，放在後方地面上支撐身體，臀部往上抬高。緊縮臀部，兩膝靠攏，數三下恢復原狀。進行數次。

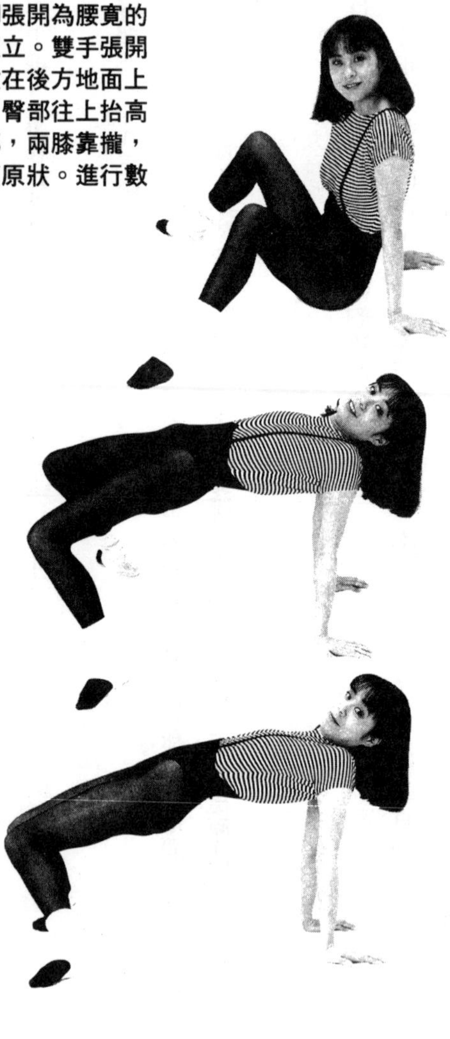

㉓臀部上抬

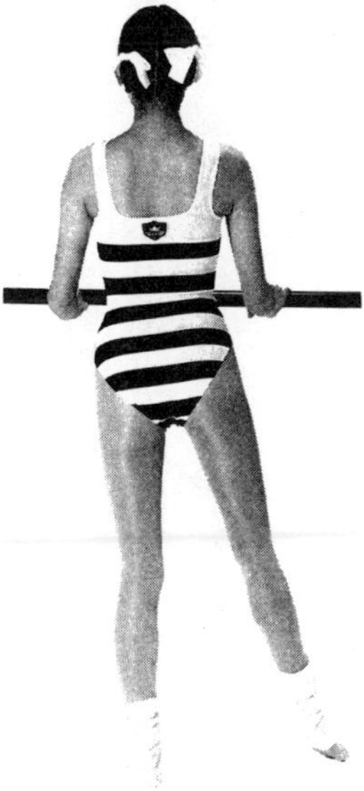

⬅扶住牢牢固定的棒子等，在距離30公分處站立。臉朝向左側，左腳筆直伸向前方站立。

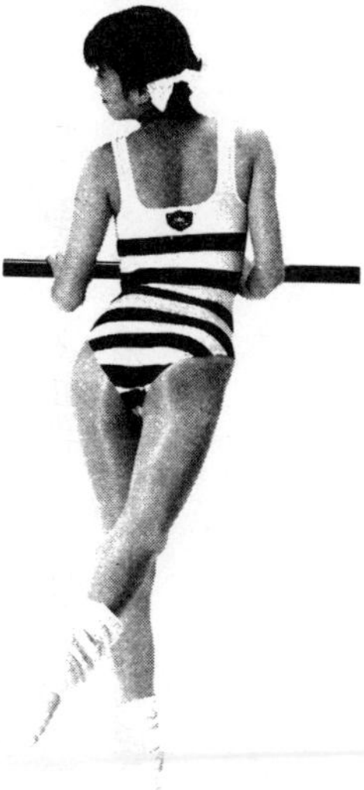

➡右腳伸向右斜前方，用力往左後方上抬（角度為30度左右）。左右各進行10次。

㉔完成美麗的臀部Ⓐ（一四二頁圖）

能達到矯正骨骼及強化內臟的效果，使全身青春美麗。中年體型大而寬的臀部，是因為骨盆歪斜，如果放任不管時會變得更大。

①雙腳交叉站立，臀部用力緊縮肌肉，臀部往前推出。

②交叉的腳互換，進行①的動作。各進行二～三次，每天持續進行。

㉕完成美麗的臀部Ⓑ（一四三頁圖）

①俯臥。

②雙臂沿著身體伸直。兩指如楓葉般大大地張開，由肩到指尖為止伸直。伸直跟腱、緊縮臀部，大腿、膝、小腿肚貼合，腳用力，腳高高地往上抬，身體後仰。這時胸也用力後仰。數三下放鬆力量。

緊縮臀部，並增強腳的肌力。進行二～三次。

㉖收縮腹部（一四四頁圖）

由於太胖而無法做運動的人可以輕鬆進行的運動，準備直徑二十五公分的大碗，事先倒入熱水使其溫熱（大碗要放在腹部，如此才不會使腹部冷卻）。倒掉水後將碗蓋在地上，墊上毛巾後，肚臍貼於碗上俯臥。

保持這個狀態進行胸廓呼吸。慢慢地移碗，使整個腹部貼於碗上。

身體的疲倦首先出現在腸。這個動作能使腸的內部得到按摩的效果。促進整個腹部的新陳代謝，**能達到收縮腹部的效果**。消除頑固的便秘。進行五～三十分鐘。

（**注意**）進行這個運動時腹部感覺疼痛的人，表示腸非常疲倦。不要勉強，可以短時間進行。一天分為多次進行。

長年有高血壓傾向的人或是罹患腹動脈瘤的人，進行這個運動會產生危險，必須禁止。

第二章中介紹了瘦身的伸展運動，第三章介紹使腹部收縮，創造美麗臀部的體操，①～⑫是基本的運動。這個基本運動必須每天進行。同時，也可以加上目的別的運動更有效。

進行運動時，必須按照編號的順序進行。如此一來，組合運動較易記住。

㉔創造美麗的臀部Ⓐ

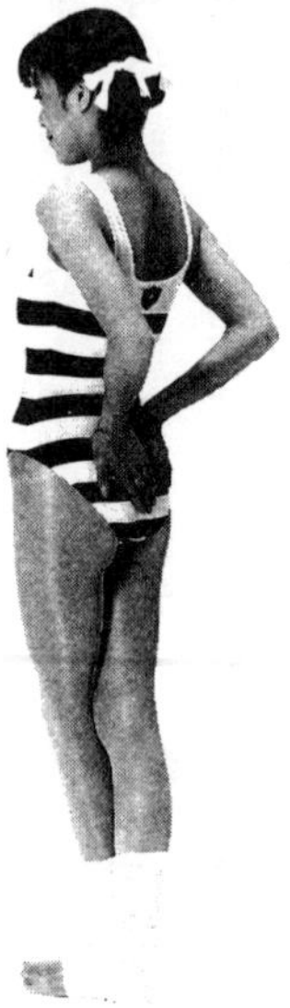

←雙腳交叉站立

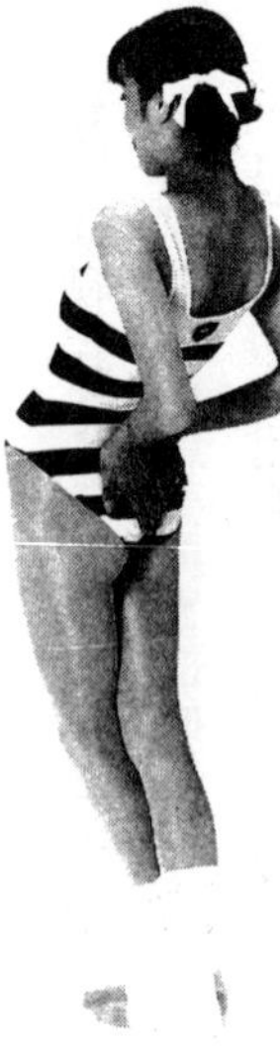

➡臀部用力，緊縮肌肉，臀部往前推出。其次交叉的腳互換，進行同樣的動作。各2～3次。

㉕創造美麗的臀部Ⓑ

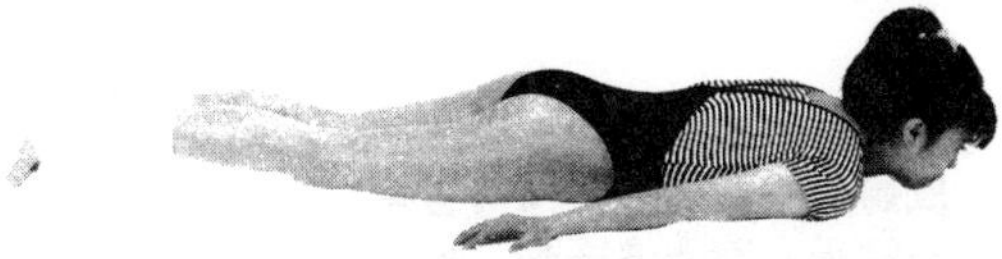

⬆俯臥，兩臂沿著身體伸直。

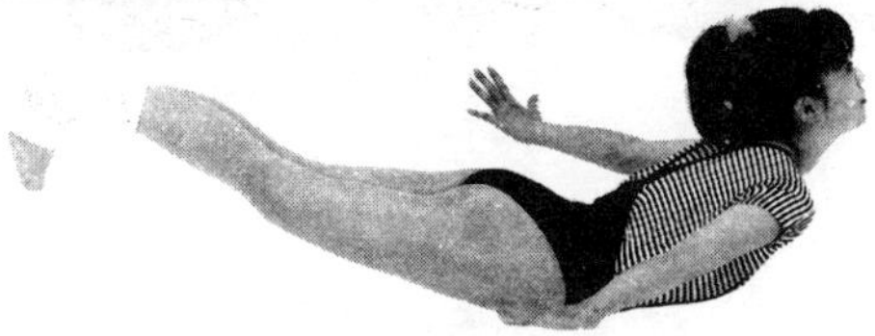

⬆雙手張開如楓葉般，從肩膀到指尖伸直。伸直跟腱、緊縮臀部、大腿、膝、小腿肚貼合，腳用力，腳抬高，身體後仰。這時，胸也要用力後仰。數三下放鬆，做2～3次。

㉖收縮腹部

將直徑25公分左右的大碗用毛巾包覆，蓋在地上。肚臍抵住碗俯臥。保持這個狀態進行胸廓呼吸。碗慢慢移動，抵住整個腹部。進行5～30分鐘。若腹部感覺疼痛時不要勉強，可縮短時間。

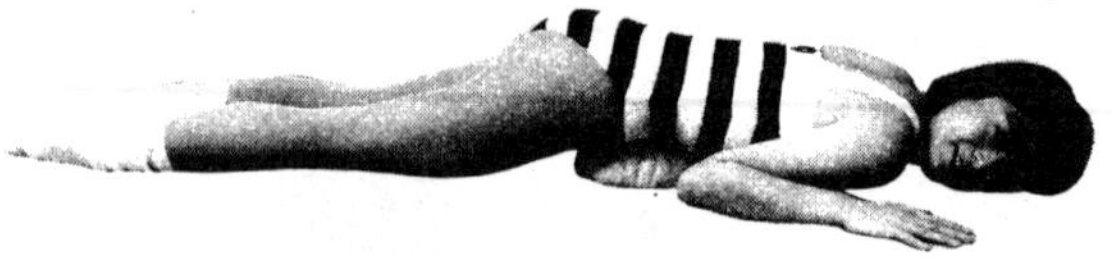

使腹部收縮最有效的方法

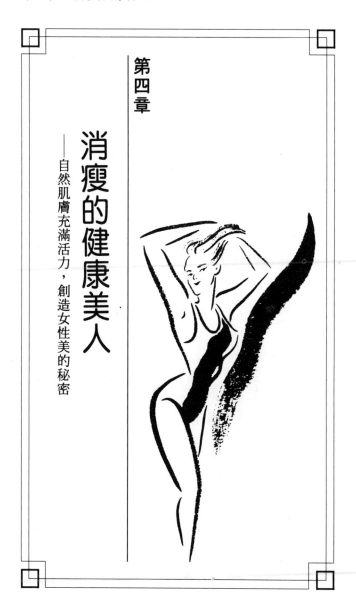

第四章

消瘦的健康美人

——自然肌膚充滿活力，創造女性美的秘密

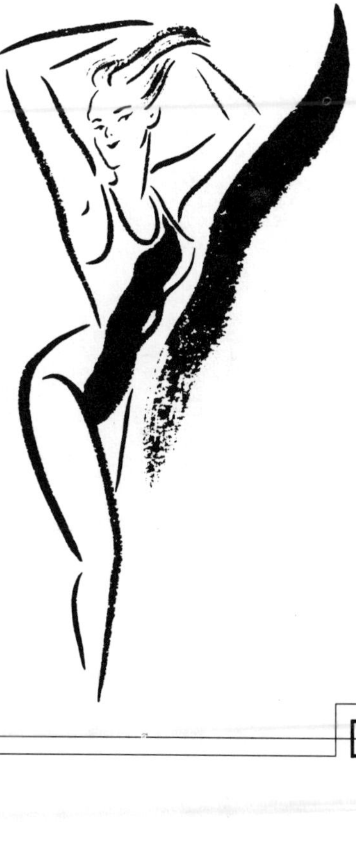

(1) 不再因為頑固的女性病而煩惱

——從肌膚乾燥、手腳冰冷症、生理痛的痛苦中解放出來

與肌膚的煩惱絕緣

戀愛、工作、人際關係……，女性有很多煩惱。此外，女性還有一些特有的煩惱。肌膚骯髒、臉色不好、手腳冰冷症、生理痛等。除此之外，還有一些不算是疾病的疾病，如頭痛、頭昏眼花、下痢、全身的倦怠感等種種不定愁訴。

這些煩惱一定要由自己積極地消除才行。如果抱持放棄的心態，將來的確會過得很痛苦。每天不斷努力，並且不要放鬆自己，才是創造健康與美麗的原動力。一流的女演員或頂

尖的模特兒絕對不會放鬆自己，結果就能擁有均勻的體態及具有透明感的肌膚，擁有超過年齡的美麗。

隨著年齡的增長，想要創造美麗的體型和光滑的肌膚，健康是最重要的。

先前已敍述過，O型腿會導致骨盆等骨骼的歪斜，成為不良的體型。第四章中為各位敍述的是美容與健康。也就是「女性美」的總整理篇。

首先，探討讓女性看起來更美的「肌膚」。

肌膚與化妝有密切的關係。肌膚美麗時，臉上的表情生動，身心都充滿光輝。肌膚狀態不良的人，連性格都變得憂鬱，給予他人內向的印象。

在此針對面皰、斑點、雀斑、紅臉等肌膚煩惱的原因，以及加以消除的技巧為各位說明。

臉色蒼白、肌膚缺乏彈力，或是不斷地長腫疱，這些肌肉的問題是因為腸的狀態不良，出現便秘或頸椎（頸骨）歪斜而使臉的血液循環不良而造成的。

首先，探討由於臉的血液循環不良而引起的肌膚煩惱，以及臉的變形。

O型腿不僅造成骨盆的歪斜，對於頸椎也造成負擔。頸椎原本具有緩和的前彎狀態，因為承受負擔而沒有辦法保持這種狀態，而形成較大的前彎，或是相反地沒有前彎，頸椎形成棒狀。

頸椎的異常（歪斜），使得分布於這個部分的神經（頸神經）所控制的領域的神經（末梢）的功能出現不良的影響。因此，血液循環不良，身體各組織所需要的營養無法充分送達，導致新陳代謝不活潑。且淋巴液的流通不順暢、老廢物積存。因此，神經功能不良的部分就會肥厚變硬。

結果，就會形成斑點、雀斑，此外，也會出現面皰、腫疱、紅臉等肌膚問題。例如顏面的毛細孔張開的草莓肌，就是由於頸椎歪斜而導致的典型症狀。頸椎歪斜使臉出現部分肥胖，使得個人原本具有的臉型變得僵硬。

頸椎歪斜的人一般而言脖子較硬，所以會出現慢性的酸痛感，頸部較粗、頸部倦怠等自覺症狀也會出現。頸部較硬時，整個身體會僵硬，易損害健康。

用手指稍微捏一捏頸部的肌肉，感覺疼痛的話就表示這個部分的皮膚變硬、肥厚，也是頸椎歪斜的證據。

當你的頸部痠痛時，你會不會噗嘰噗嘰地讓頸部做響呢？如果經常這麼做時，就會形成習慣性地側面揮鞭式損傷症。使得側面的症狀更為惡化，頸部變得愈來愈粗。絕對要避免這麼做。如果習慣讓頸部發出「噗嘰噗嘰」聲音的人，或是覺得「脖子好像變粗了」的人，只要停止讓脖子發出聲音的動作，就能自然地使頸部變細恢復原狀。

創造溫柔的臉龐

血液循環不良、淋巴液流通不良的部分，出現部分肥厚，而形成草莓肌。有的人認為「我的顴骨太高」、「我的鼻翼太彎曲了」，覺得臉型不好的人並非天生的，通常都是由於頸椎歪斜的原因而造成的。也就是所謂「臉的痠痛」。

例如，如果稍微用力捏這個部分，就好像捏肩膀痠痛的部分一樣，會感覺疼痛。去除痠痛後，就能使你擁有溫柔的臉龐。

▼出現肥厚的部分是哪裡？

①頰與頰骨。這個部分捏了之後會發現很厚，而且感覺皮膚非常痛。也是出現最多肌膚問題的部分，此外，還會出現如蝴蝶翅膀狀紅色的草莓肌。另外，也是容易出現斑點和雀斑的部分。

②眉。頸椎沒有歪斜時，捏的時候也會覺得如薄紙般的厚度，當頸椎歪斜時，肥厚度增

臉容易肥厚的部分

虛線圍住的部分是容易肥厚的地方

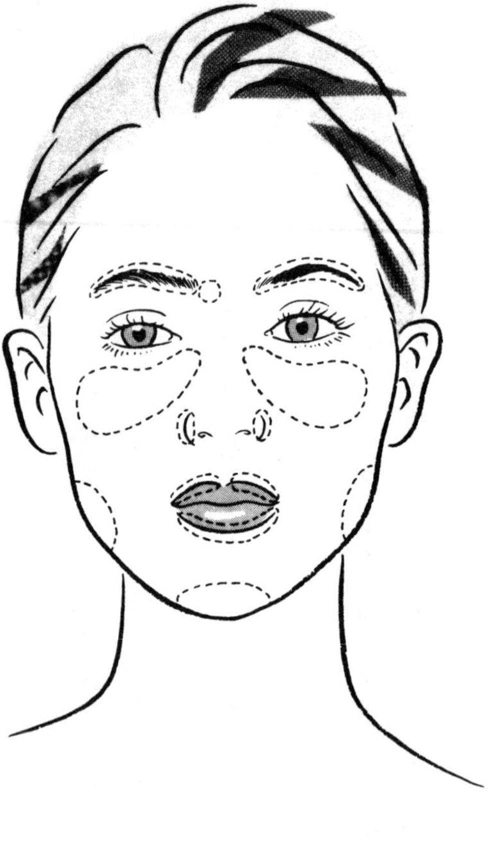

加而且變硬。

③顎。較胖的人會出現雙下巴，下顎肥厚時就會整個往前突出。捏的時候會感覺疼痛。

④鼻。鼻翼根部稍微用力捏時會感覺疼痛。也就是說，鼻子的根部緊繃，肥厚變硬所致。利用體操（稍後敍述）去除痠痛後，消除了鼻翼的緊繃狀態，整個臉型會改變，恢復柔和的表情。

⑤口唇。口唇交界過於明顯是主要的特徵。稍微捏一下就會覺得疼痛。

▼臉部分肥厚的害處為何?

臉的表情肌是由腦神經所支配的。頸神經控制顏面肌肉內的血液循環，對於使腦內的血液循環正常化具有重要的作用。

當這些神經受損時，會出現顏面的部分肥厚或僵硬。所以，頭痛、眼睛疲勞、頸部痠痛等不定愁訴，就是由於顏面的部分肥厚所引起的害處。

頸椎的歪斜是因頸椎的前彎消失或前彎過多所引起的，有些部位出現的強度歪斜必須藉著技巧高明的矯正醫師進行矯正，如果歪斜的程度不嚴重時可以自行矯正。

㉗調整頸椎（一五三、一五四頁圖）

①基本運動Ⅰ、Ⅱ的側面伸展和扭轉運動，以及藉著頸椎矯正運動，要一直進行到「左右差」或「前後差」消失為止。

②▼頸椎的前彎消失型（S字彎曲較少型＝頸部呈棒狀，下顎突出的人較多）的人，必須用毛巾裹住直徑五～六公分的果汁空罐等，墊在頸部後方，輕輕收下顎。

空罐必須裹住毛巾的直徑，為你的小指的長度，或是繞一圈的長度為標準。頸部僵硬疼痛的人，只要墊住直徑為小指般長的裹空罐的毛巾就可以了。

其次，將二條浴巾重疊，折成三折捲起。墊在腰部仰躺三十分鐘。位於腰部的浴巾要經常朝背部或臀部上下移動。

（**效果**）消除草莓肌，使肥厚增硬的臉部肌肉柔軟。消除眼睛疲勞及腰痛的效果顯著。調整體調，對於身體的健康有效。

▼頸椎前彎過多型（S字過多型＝駝背的人較多）的人要仰躺，緊縮臀部，腳張開如腰寬，腳尖朝向內側。腳尖按照⑲的要領來做。腳上抬到距離地面五公分處，伸直跟腱。雙手交疊在頭後方，頸部後方充分伸展，停止呼吸，覺得痛苦後吐氣放鬆。

㉗調整頸椎

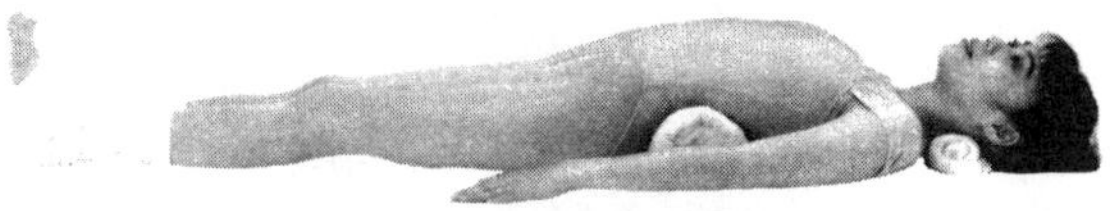

↑頸椎前彎消失型（頸椎呈棒狀或是下巴突出的人）的矯正
將直徑5～6公分的空罐用毛巾裹住，墊在頸後，輕輕收下巴。然後再將二條浴巾重疊，折成三折捲起墊在腰部。進行30分鐘，浴巾要時時朝背部、臀部移動。

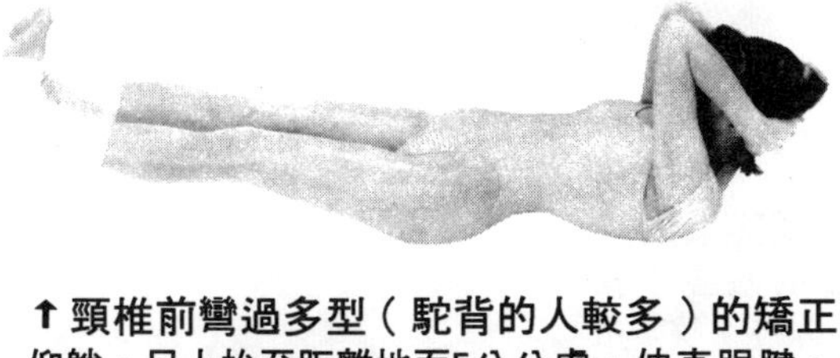

↑頸椎前彎過多型（駝背的人較多）的矯正
仰躺，足上抬至距離地面5公分處，伸直跟腱。雙手在頭後方交疊，充分伸直頸部後方，停止呼吸，覺得痛苦時吐氣放鬆。

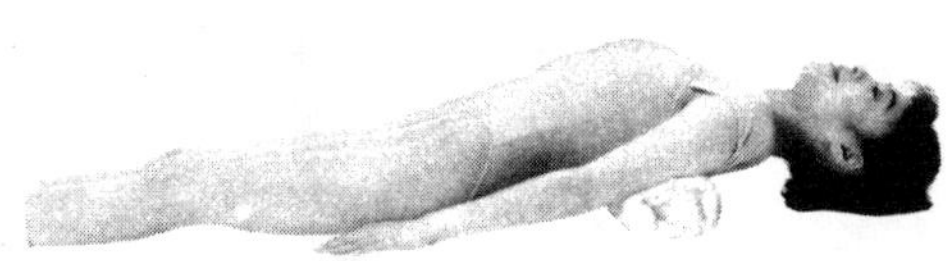

↑駝背的矯正
將一條浴巾折成三折疊在肩胛骨處。直到舒服的感覺消失後就可以停止。

㉗調整頸椎

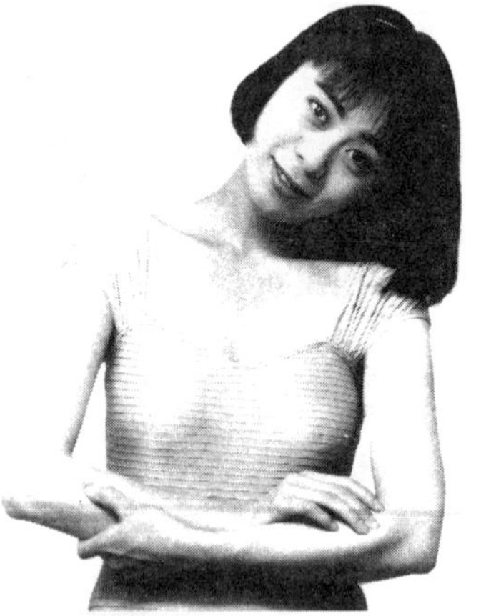

← 扭轉脖子
感覺好像顎貼胸、耳貼肩、頭貼背部地充分伸展頸部，慢慢用力地轉動脖子。左右20次。

→ 山田式美顏法
用雙手的四隻手指（小指除外）稍微用力地揑鼻翼、眉、頰、顎的肥厚較硬的皮膚。

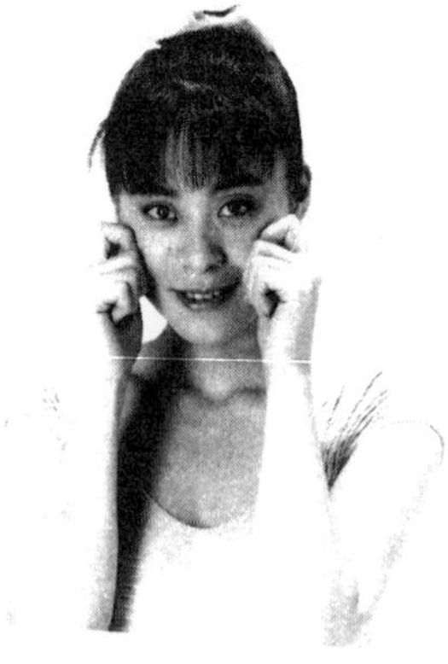

這個伸展運動能將舒服的感覺傳達到腹部（覺得舒服時可以多做幾次）。等到這種舒服的感覺消失後就可以停止了。

其次是駝背的矯正。將一、二條浴巾折成三折，墊在肩胛骨側面。矯正胸椎過後彎後會覺得舒服。一直到這種舒服的感覺消失後停止。

〈效果〉這一型的人全身僵硬，尤其是肚子發脹、體調不良。調整體型就能恢復體調。

③頸部的扭轉。感覺好像下巴貼胸，耳貼肩，頭貼背部似地充分伸直頸部，慢慢地大繞圈。左右各二十次。

〈效果〉頭腦清晰。視力恢復。眼下的黑眼圈去除。膨脹發硬的腹部變得柔軟，對於肩膀痠痛及消除疲勞有效。

④山田式美顏法。使用雙手的四隻手指（小指除外），稍微用力地捏鼻翼、眉、頰、顎的肥厚變硬的皮膚。尤其鼻翼要仔細地捏。能夠由深部促進血液循環，使新陳代謝旺盛，使肌膚柔軟並恢復光澤。自己都會發現出現了驚人的效果。

此外，用力摩擦雙掌，發熱後將手掌貼於臉部。利用手掌產生的油滋潤肌膚，促進皮膚的新陳代謝。

肩膀痠痛消失

肩膀痠痛的原因很多，當然O型腿也是一大原因。從側面看O型腿的人腹部突出，形成身體後仰的姿態，身體朝後方傾斜。或是相反地，維持身體後仰的姿態，可是卻朝前方傾斜。這些姿勢都是對於全身勉強加諸力量，使得體力的肌肉僵硬所造成的。但是，矯正O型腿後，背肌和頸部周圍、肩膀肌肉的緊張去除，變得柔軟，肩膀的痠痛就消失了。

此外，有肩膀痠痛煩惱的人，大都是削肩者。而這些人中也有很多是O型腿。削肩者與西方人相比，國人較常見，所以西方人有肩膀痠痛煩惱的人比較少，這也是事實。

削肩只要藉著矯正O型腿，去除肩膀周圍肌肉的痠痛，使肌肉的肥厚消失就能夠改善。同時，也能使肩膀痛完全消失。

我們在日常生活中，經常進行彎腰的工作，因為這個負擔而使胸椎出現歪斜，肩胛骨之間形成張開的狀態。

形成這個體型後，肩膀周圍變硬，而產生肩膀痠痛的現象。雙臂伸向正後方，做伸展運動，就能消除肩膀痠痛，矯正體型。同時，也能有效地消除疲勞。另外，也是最適合使雙臂消瘦的運動。在基本運動之後也可以並行伸展運動。

㉘肩膀的伸展（一五九、一六〇頁圖）

①準備有靠背的椅子，好像俯臥上身似地雙手伸到後方，背靠在椅子上。頸部充分伸直，進行朝前方傾斜的伸展運動。停止呼吸，覺得痛苦時吐氣，放鬆身體的力量，進行二～三次。

②雙腳在地面伸直坐下，雙臂繞到背部後方，以肩寬的間隔雙手拿住一條毛巾，保持這個姿態，雙手放到地面上。曲膝，臀部往前挪移，充分伸展肩膀的部分。

頸部充分伸展後，朝前方傾斜，停止呼吸，稍微感覺痛苦時吐氣，放鬆身體的力量，進行三～五次。

③腳張開如腰寬站立，手在後方交疊，充分伸展頸部到手的部分，然後停止呼吸，稍微覺得痛苦時吐氣，放鬆身體的力量。

其次上身往前倒，手高高地往上抬，進行伸展運動。數三下，靜靜地挺起上身，恢復原先的姿勢。

腰痛消失

腰椎原本是前彎的，但是由於O型腿的惡化，使得前彎的狀態慢慢消失。腰椎失去前彎後，腰部就容易堆積疲勞或彎硬，成為腰痛的一大原因。

進行㉗的調整頸椎的伸展運動（在頸部後方放置包裹毛巾的空罐子，在腰部墊捲起的浴巾等）。原本僵硬、活動不良的腰會變得柔軟，痠痛可去除，能對腰痛發揮效果。在暖身運動中為各位介紹的腰的扭轉運動和骨盆矯正運動一併進行，則效果更大。

▼因疲勞和腰痛而感到煩惱的石田友子（三十歲・主婦）的例子

石田女士是居住在東京的主婦。她說，雖然擁有足夠的睡眠時間，但是「身體的疲勞一直積存，腰有沈重感」。石田女士每天晚上十二點左右睡覺，早上七點半起床。

「我擔心身體是不是不好。因此，考慮健康的問題，每週游泳一次，但是反而更容易疲倦。第二天早上清醒後，前一天的疲勞還是殘留著。

朋友說：『你好像有一點O型腿喔！』但是因為我很瘦，所以我想如果再胖一點的話，

㉘肩的伸展

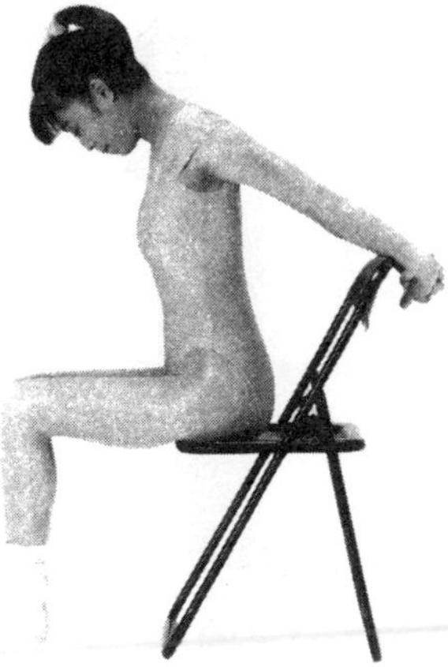

➞坐在有靠背的椅子上，上身好像往前傾似地，雙手伸向後方，靠在椅背上。充分伸直頸部，朝前方傾斜的伸展運動。停止呼吸，覺得痛苦時吐氣放鬆。做2～3次。

↓雙腳伸直坐在地面上，雙手繞到背部後方，張開如肩寬，雙手握住毛巾放在地面上。曲膝，臀部往前挪移，伸展肩。伸直脖子朝前方傾斜，停止呼吸，覺得痛苦時吐氣放鬆。做3～5次。

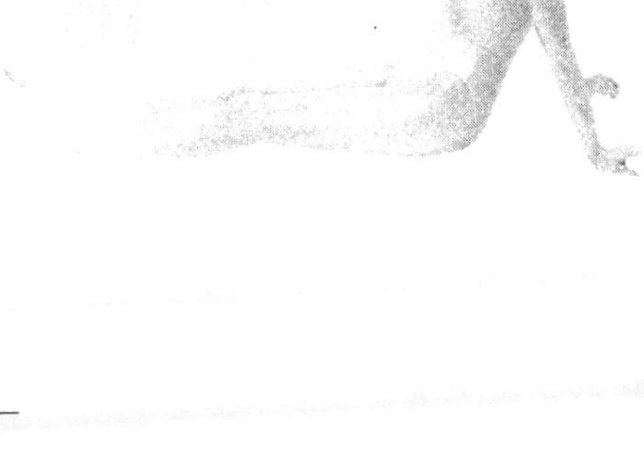

㉘肩的伸展

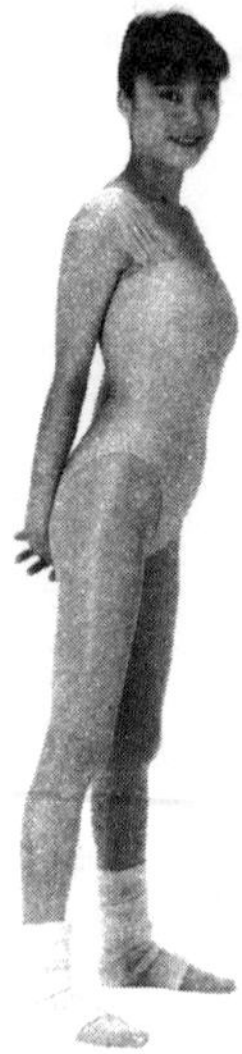

←腳張開如腰寬站立，手在後方交疊，由頸部到手充分伸展。這時停止呼吸，覺得痛苦時吐氣放鬆。

→其次上身往前倒，手往上抬高伸展。數三下靜靜抬起上身，恢復原先的姿勢。做數次。

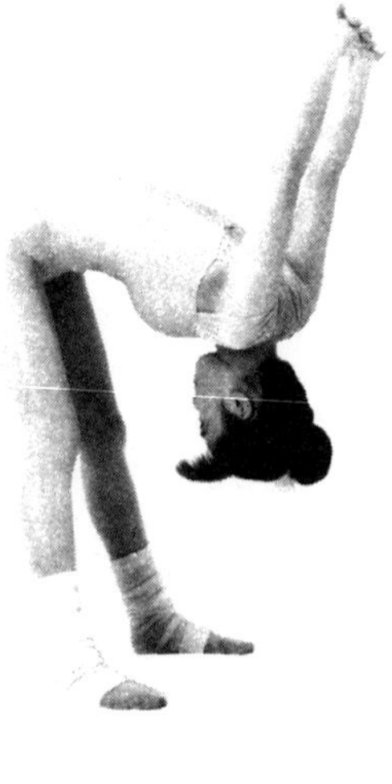

也許對於矯正O型腿有效，可是我卻一直無法發胖。

有機會碰到山田老師，和她談我的身體時，她說『不會胖，是因為O型腿的原因』，令我感到很驚訝。

已經三十歲了，骨骼和肌肉變硬也是理所當然的事情，因此我躊躇不決，後來還是下定決心矯正O型腿。每天都前往診所，總共去了十七次。進行幾次後覺得體調恢復，心情也開朗了不少。我自己也了解這一點。

以往我的性格對於任何事情都非常擔心，太過於神經質。

我的腳在兩膝之間和兩小腿肚之間有一個拳頭寬的空隙。矯正的結果，現在能完全貼合，原本僵硬的身體也變柔軟了。

我原本為過敏體質，但是現在漸漸地改善了，以往難過的感覺也消失了。疲勞感消除後不容易感覺疲倦。腰痛、眼睛疲勞、手腳冰冷症、肩膀痠痛、便秘等完全消失了。」

石田女士天生上身體就有許多問題，可說是虛弱體質。通常虛弱體質的人骶骨會往後突出，但是石田女士則是嚴重突出的情形。

石田友子女士（30歲・主婦）

BEFORE

←

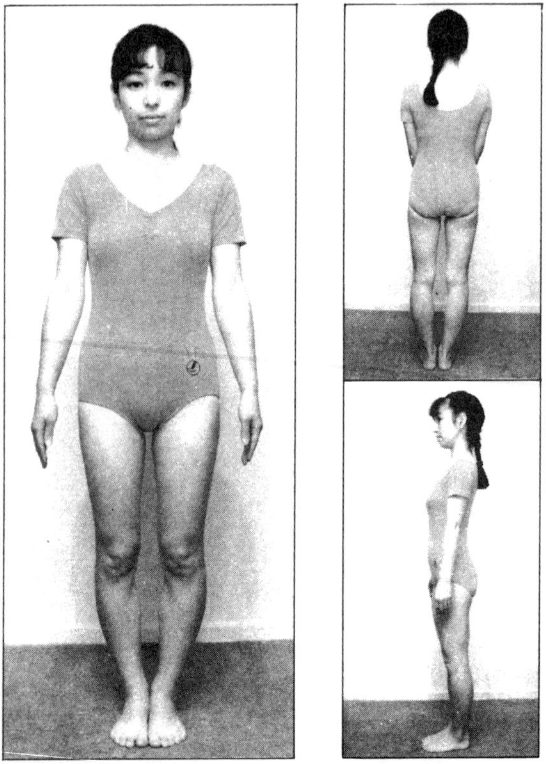

身高	體重	B（頂端）	B（底部）	W
151.1	44.0	80.0	69.4	60.0
H	大腿	小腿肚	腳踝	
85.5	47.5	32.5	21.0	

★腰痛完全消失
AFTER

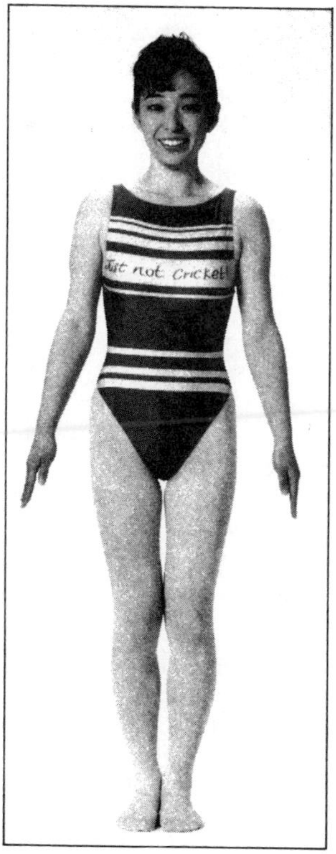

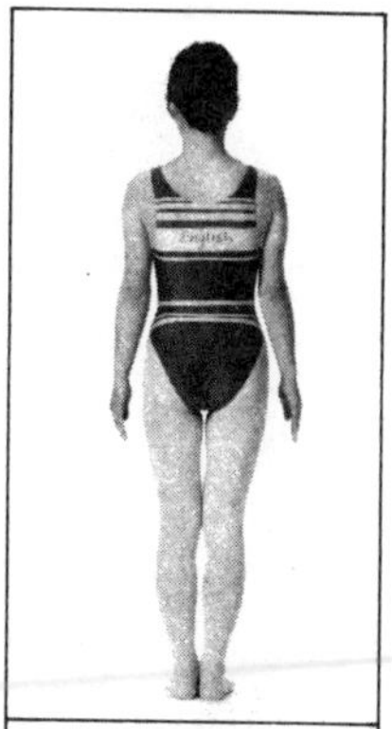

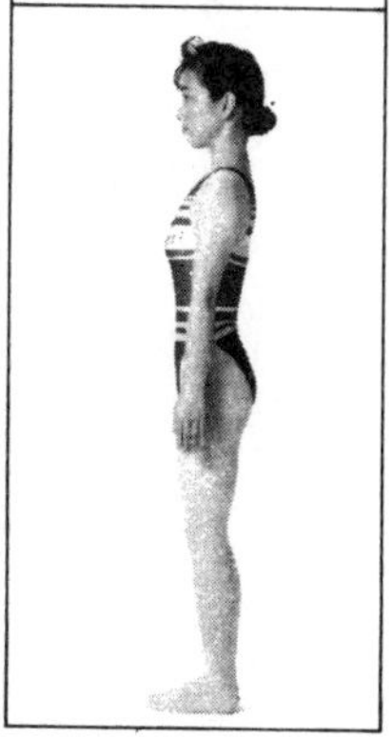

身高	體重	B(頂端)	B(底部)	W
151.1	43.0	81.0	71.5	58.5
H	大腿	小腿肚	腳踝	
85.0	46.0	31.5	19.5	

在診所進行O型腿矯正，在自宅進行伸展體操的結果，腳形和臀形都美麗了。

石田女士的身體不好，所以十二點就寢原本就不好。我希望她的就寢時間能提早一、二個小時。

請看一六二、一六三頁的圖片。石田女士的體型，尤其從側面看時，具有女性圓潤的曲線，是成熟的女性。這就是自律神經和荷爾蒙分泌正常的結果。

▼從腰痛中解放出來的小川真美女士（二十八歲・主婦）的例子

小川女士也是東京人，她訴說的症狀如下：容易疲倦、手腳冰冷、肩膀痠痛、眼睛疲勞、頸部沈重、生理不順、生理痛，以及嚴重的腰痛。

「怎麼可以放任不管呢？」我對她既同情又痛心，真想罵她。

「我就讀小學高年級時發現了O型腿。父母感到很擔心而帶我到醫院診治，結果還是保持這個樣子。

我自己並不認為O型腿是嚴重的問題，但是，進入國中就讀後，因為消瘦，所以O型腿的現象變得更為明顯了。

我參加羽毛球社，觀察同伴的腿時，發現我自己的腿比別人的更為彎曲，尤其膝以下的彎曲度更為嚴重。

小學的時候學習寫字，當時一直保持正坐。我想可能是因為這個緣故而膝以下彎曲的情形很嚴重吧！

長大成人後，健康狀態逐漸惡化，令我感到很擔心。尤其是腰痛的情形很嚴重，自己都開始懷疑骨盆是否異常。結婚後擔心自己不知道能不能生孩子。我很想有小孩，但是腰的狀態使我擔心會對妊娠造成阻礙。

於是前往診所調整骨盆，第二次後就使原本彎曲的腳變成美麗的腳形，真是令我感到不可思議。同時，嚴重的腰痛也消失了。

做完第五次之後，足腰的倦怠消失，只要稍微用力，小腿肚就能貼合在一起。

一共在診所就診了十四次，身體的不快症狀完全消失，恢復了健康的身體，而且我夢想的腳形完全出現了，原本發胖的下半身也變得苗條，我感到很高興。」

生理痛消失

O型腿的人大多有生理痛煩惱。如果你為生理痛而哭泣時，你必須先懷疑自己是否為O

小川真美女士（28歲・主婦）

BEFORE

←

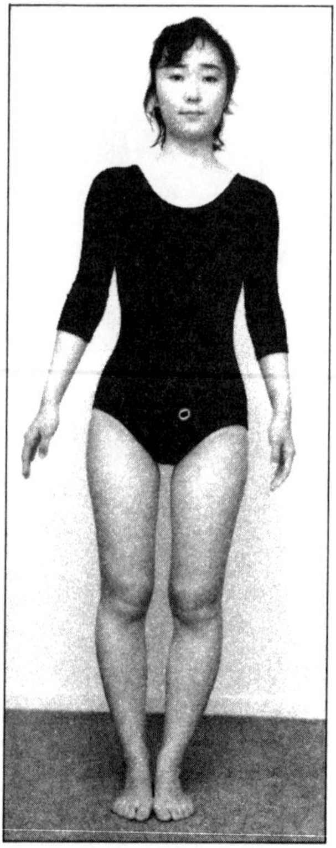

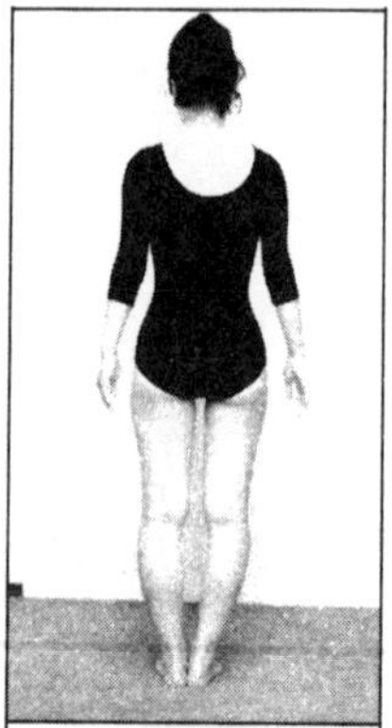

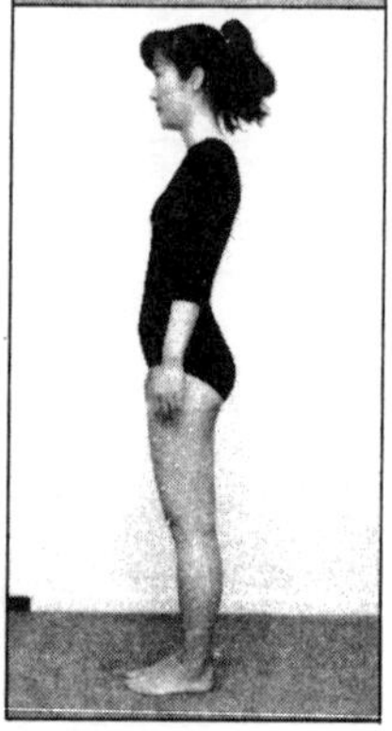

身高	體重	B(頂端)	B(底部)	W
160.0	51.0	81.0	74.0	63.0
H	大腿	小腿肚	腳踝	
93.0	52.0	35.2	21.3	

★去除足腰的倦怠
AFTER

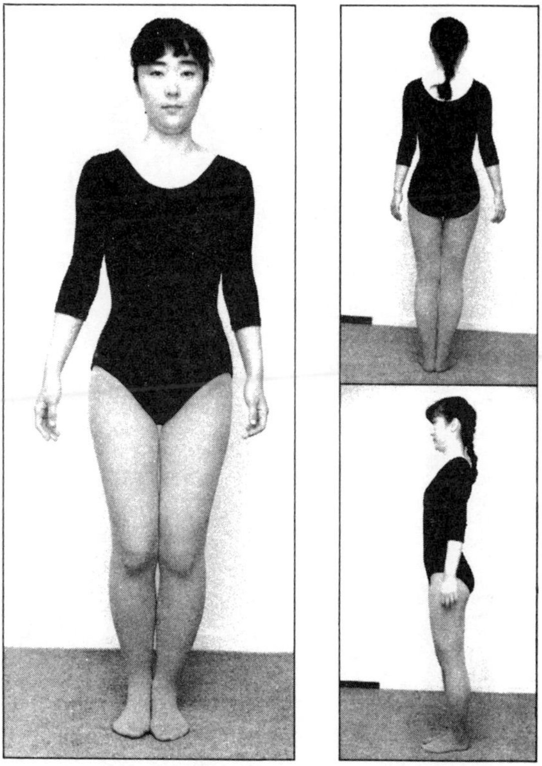

身高	體重	B（頂端）	B（底部）	W
160.0	49.5	82.0	70.0	59.5
H	大腿	小腿肚	腳踝	
88.0	48.5	34.5	20.5	

型腿。

因為O型腿的關係而位置挪移，歪斜的骨盆調整恢復正常後，生理痛就消失了。骨盆歪斜時，受其保護的子宮也會同時歪斜。子宮歪斜後，圍繞子宮的肌肉萎縮或鬆弛，對於子宮造成不良影響。如此一來，子宮的血液循環不良，生理期時就會出現疼痛。

生理痛是子宮不自然扭曲的狀態，通常在出血時較難使得粘膜剝落，因此，疼痛更為嚴重。此外，生理不順與自律神經有密切的關係。日常生活不安或有煩惱時，自律神經功能紊亂，荷爾蒙平衡不良，所以如果身心都想過著健康生活時，必須進行基本運動及⑲⑳㉖的運動。

▼不知生理痛為何物的大學生的例子

山本洋子（十八歲、大學生、東京、渋谷區）。

・**症狀**……身體疲倦、足腰倦怠、腹部發脹、便秘、肩膀痠痛、生理痛及生理不順。

山本小姐從小學時就是O型腿。父母和姐姐都是O型腿。到了國中時O型腿更為嚴重。進入排球社打排球，膝以下彎曲的情形更為嚴重。

「股關節不靈活，經常出聲響。

我的煩惱是身體的變調、痛苦、而且乳房較小，上半身雖瘦可是腹部突出，下半身非常胖。」

山本小姐的腳，腳踝彎曲為其特徵。這是因為經常穿著鞋底嚴重磨損的鞋子的緣故。此外，腳踝更會使得鞋子磨損，而持續穿著磨損的鞋子又使腳踝的彎曲更為惡化，造成惡性循環。

到目前為止，山本小姐來到本院十四次。下半身整體變細，乳房也開始增大了。當然，健康上的煩惱消失，尤其是生理痛的問題中解放出來，使她感到很高興。

「想要多花時間調整上半身與下半身的平衡。所以今後仍希望經常到診所就診，向美麗的體型挑戰！」山本小姐這麼說。

佐佐木廣美（十八歲、大學生、千葉縣）。

・**症狀**……腰痛、頭痛、胃下垂、腹部膨脹、生理不順、嚴重的生理痛。

佐佐木小姐在孩提時代曾經因為股關節脫臼而有七個月的時間打上石膏。可能從這個時候開始就變成O型腿了吧！

「但是，小時候還沒有很嚴重，長大之後O型腿更為嚴重的。

山本洋子小姐（18歲・大學生）
BEFORE

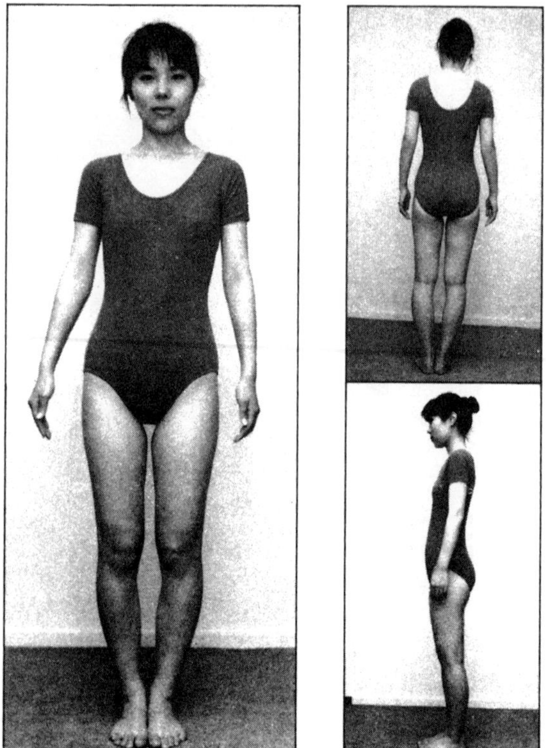

身高	體重	B(頂端)	B(底部)	W
162.8	51.0	78.0	68.0	64.0
H	大腿	小腿肚	腳踝	
91.0	52.0	33.0	21.5	

★已經不知生理痛為何物

AFTER

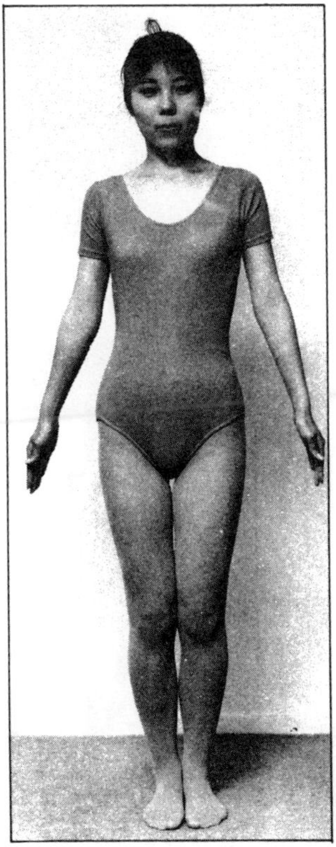

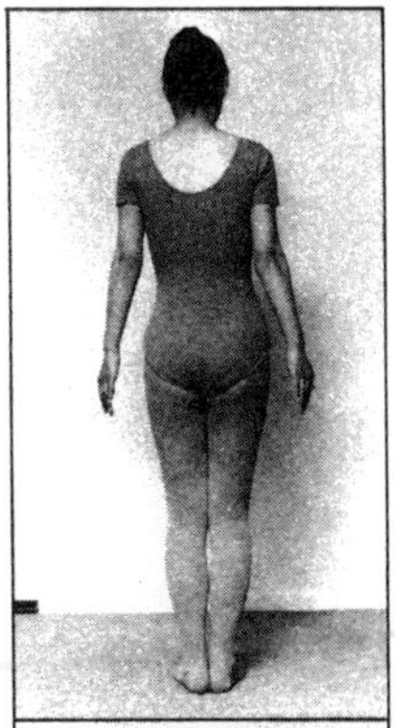

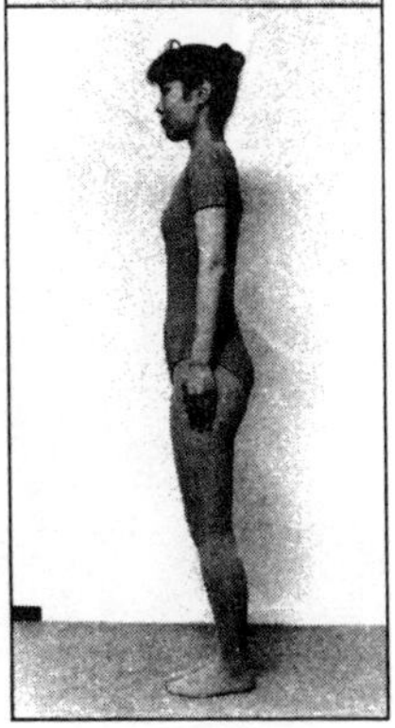

身高	體重	B（頂端）	B（底部）	W
162.8	51.5	79.0	69.0	63.0
H	大腿	小腿肚	腳踝	
88.5	52.0	33.0	21.5	

佐佐木廣美小姐（18歲，大學生）

BEFORE

←

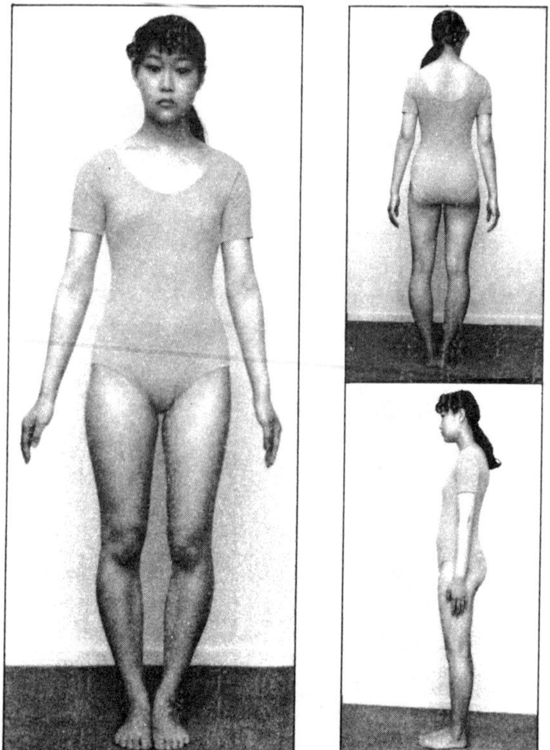

身高	體重	B（頂端）	B（底部）	W
163.5	53.0	80.0	70.0	65.5
H	大腿	小腿肚	腳踝	
93.5	54.5	34.6	19.9	

★我的腳很漂亮吧！
AFTER

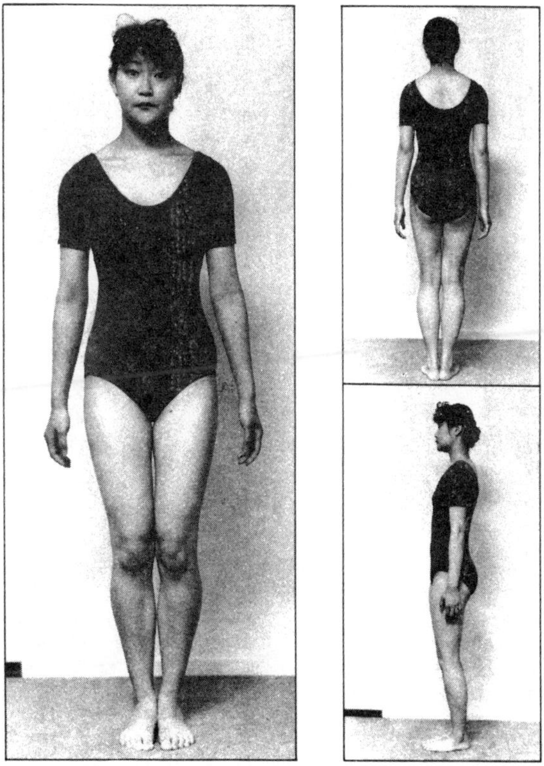

身高	體重	B(頂端)	B(底部)	W
163.7	50.9	81.0	70.0	61.0
H	大腿	小腿肚	腳踝	
91.0	51.0	34.0	19.0	

就讀國中時，三年都在排球社打排球。練習非常嚴格，每天都很疲倦。當時覺得O型腿很嚴重。走路時腳沒有辦法順利往前伸出，無法隨心所欲地走路。

進入大學後，每天通學的往返時間需要花四小時，每天都非常疲倦。晚上雖抬高倦怠的腳睡覺，可是疲倦仍無法去除。

過著普通的生活或是稍微運動時，心臟就會快速跳動。頭腦一片空白，真是令我想哭。我已經十八歲了，很想穿迷你裙，也想穿漂亮的泳衣到海邊游泳……。」

佐佐木小姐來到本院十五次。她主要是進行腹部抵住大碗的運動，在自宅也每天進行我教她的伸展運動。

腳變得很美麗，煩惱煙消雲散的佐佐木，她說今年夏天想穿著漂亮的泳衣，和喜歡的人到海邊散步。

為什麼你是虛弱體質呢？

在本書中登場的女性全都異口同聲地說「身體容易疲倦」。同時，還有一些健康上的煩惱，大家都好像是疾病的範本似的。這些人可以說都是虛弱體質者。

現在健康的人如果不每天好好地進行健康管理，不知不覺中也會變成虛弱體質。

虛弱體質會引起女性特有的生理不順或生理痛、手腳冰冷症、腰痛、肩膀痠痛等痛苦、不快的症狀，同時，體型也會不良。

為避免這種情形，平常就必須多注意。以下列舉形成虛弱體質的原因。

①飲食的營養不均衡。

②吃得太快、太多，不規律的飲食。

③經常使身體緊張。

④使身體重心產生偏差的姿勢（不良姿勢）。

⑤熬夜。

⑥工作過度，過度地運動。

⑦壓力。

⑧內衣褲造成身體的緊繃。

⑨不合腳的鞋子、鞋跟磨損的鞋子。

但是，根據在此登場者所說的話，O型腿會造成虛弱體質，不過也有相反的情形。

也就是說，健康人會因先前所列舉的日常習慣而形成虛弱體質，因為這個原因而形成O型腿。

人類靠雙腳站立，支撐身體，而這時發揮重要作用的就是骨盆。

骨盆的外觀給人一種非常堅固的感覺，但是事實上骨盆的左右，小的骶髂關節（參考六六頁）支撐沈重的上半身。

骶髂關節經常會形成極大的負擔。當身體疲倦時，骶髂關節沒有辦法支撐上半身。結果，使骨盆傾斜。

骨盆傾斜時，全身的安定不良。

- 容易跌倒，腳踝容易扭傷。
- 下半身的神經反射遲鈍，較容易以使身體容易疲倦的「稍息」姿勢站立。
- 下半身血液循環不良，因此正坐時容易痲痺，因而容易採取壓著腳坐或側坐的姿勢。
- 坐在椅子上時，骨盆的安定感不良，很容易將腳交疊起來。
- 肚子發脹，骶骨往後突出（O型腿的特徵）。

引起一連串的反應而加入O型腿的行列。

這一類身體的疲倦絕對不能輕視。每天的疲勞，當天就必須消除，第二天早上起床時覺得神清氣爽。以下的體操能使你的身體重新擁現活力。

㉙消除疲勞，身體清爽（一七八頁圖）

①仰躺，緊縮臀部，雙腳大幅度張開，伸直跟腱。雙臂在頭上張開，手指張開如楓葉般。手掌朝上。

背部後仰，手臂根部到指尖伸直，腳上抬到距離地面十公分處，停止呼吸。數三下吐氣，同時放鬆身體的力量。保持這個姿勢，讓舒服的刺激傳遍全身。

②仰躺。手掌朝上，好像楓葉般張開手指。從頸部到指尖盡可能伸直。

腳張開如腰寬，伸直跟腱，腳尖傾斜（通常，兩腳尖朝向外側者要朝向內側。兩腳尖朝內側者則朝向外側）。

背部形成大的拱形，同時腳上抬到離地面十公分處，停止呼吸，數三下同時放鬆全身的力量。能提高豎棘肌的機能，將刺激傳到背部重要的身體穴道處，消除身體的疲勞。保持這個姿勢暫時不動，或直接這樣睡覺更有效。

㉙消除疲勞伸展運動

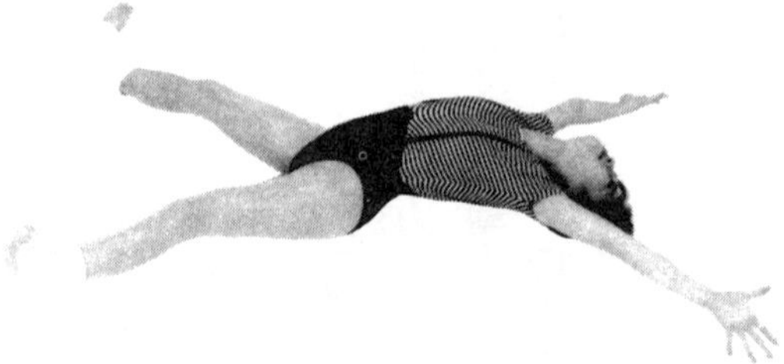

↑仰躺，緊縮臀部，雙腳大幅度張開，伸直跟腱。雙臂在頭上張開，手指張開手掌朝上。背部用力後仰，從手臂根部到指尖伸直，腳上抬到距離地面10公分處，吸氣停止呼吸。數三下吐氣同時放鬆。保持這個姿勢一會兒。

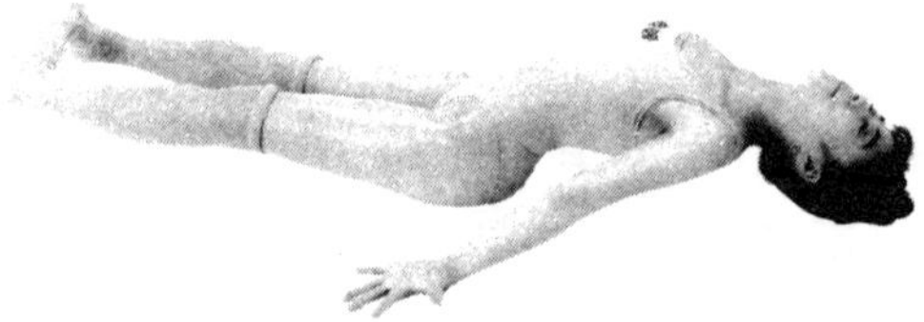

↑仰躺，手掌朝上好像楓葉般張開。從頸部到指尖伸直，腳尖朝內側傾斜。同時背部形成大拱形，腳上抬到距離地面10公分處，吸氣停止呼吸，數三下吐氣放鬆。

(2) 豐胸、瘦腳

——推翻常識、創造體態㊉㊀法

乳房從二十五歲開始老化

「日本女性的乳房為什麼這麼小呢」、「體型像小孩一樣」、「一點也不性感。與東南亞的女性相比，體型不良」等等，很多男性都會這樣批評女性。

乳房不太大也不太小，具有美麗的型態是最理想的。但是遺憾的是，一般而言國內女性的乳房比較小。而腹部和臀部等下半身有贅肉附著之體型的人較多。

因此，國內女性適合穿比較可愛的服裝。但是，很多女性希望穿著成熟，具有魅力的服裝。

看外國女性擁有豐滿的乳房、纖細的腰圍、上翹的臀部、美麗的體型，令人十分讚嘆。乳房似乎是女性的象徵。

你知道乳房的構造嗎？

乳房遍布製造母乳的乳腺，由脂肪輕輕包住，由胸肌支撐，整體由皮膚覆蓋。也就是說，乳房就是乳腺、脂肪在胸肌上的樣子。因此非常纖細，容易變形。

有人說「二十五歲是肌膚的轉捩點」，對於乳房而言也是如此。過了二十五歲後，乳房開始老化。

最重要的就是荷爾蒙的分泌衰退，乳腺萎縮而乳房變軟，朝腋下下垂。

但是，O型腿的女性的乳房與年齡無關，也會下垂。支撐歪斜骨盆的脊柱歪斜。此外，背肌、腹肌及胸肌的肌力逐漸減退。尤其胸肌的肌力減退，導致乳房下垂。

㉚豐胸（一八一頁圖）

①吸氣，雙臂盡可能上抬到頭上，雙掌交疊。用力挺胸，覺得稍微痛苦時吐氣，同時保

㉚豐胸

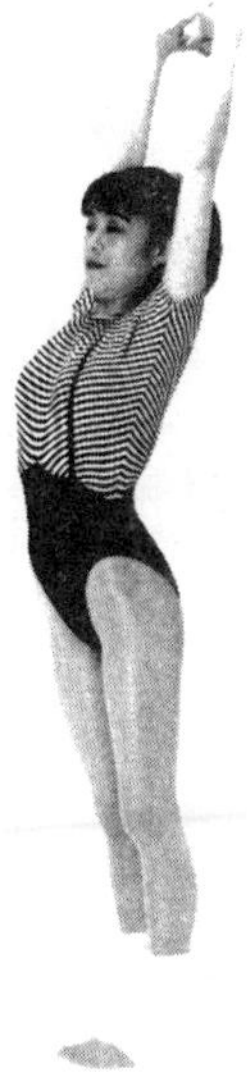

←吸氣，雙臂上抬到頭上，雙手交疊。挺胸。

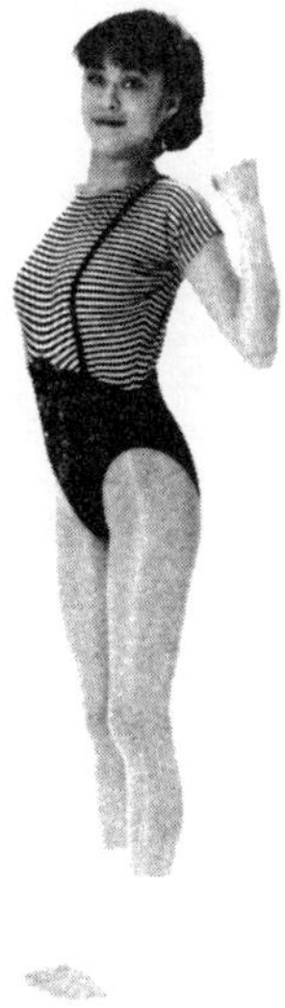

→感覺稍微痛苦時吐氣，將交疊的手鬆開，彎曲手肘，手臂放下。好像使肩胛骨之間變狹窄似地緊縮兩腋，這個動作要一氣呵成。進行數次。

持挺胸的姿態將交疊的手掌分開，彎曲手肘，手臂放下，兩腋緊縮，使肩胛骨之間變狹窄。這個動作需一氣呵成進行。進行一～二次。

有挺胸的感覺，當然就具有豐胸的效果。

②手掌放在乳房的兩側，將乳房往上推至中央，這時要持續吐氣。將乳房推出的時候放開手掌，嘶——地吸氣。四～五次。

這個運動能調整乳房的形態，防止下垂。

總之，乳房太小、太大、下垂……等等，乳房在美觀上的煩惱，都是由於骨盆歪斜所造成的。

護理纖細乳房的方法

女性的乳房和臀部會隨著年齡而變形的情況如何呢?

首先是乳房。乳房在十八歲到二十九歲為止，會保持不下垂的理想狀態。因為這個時期是女性荷爾蒙分泌的安定期。但是，進入三十歲層以後，女性荷爾蒙分泌的安定狀態瓦解。而且，加上平常對於乳房的照顧不夠，乳房就會逐漸下垂。為了使乳房的形狀看起來美麗，就不得不依賴胸罩的鋼絲了。

其次是臀部。臀部在十五歲到二十歲層為止為蛋形或桃子形。進入三十歲層後，寬度會增加，形成下垂的青椒形，同時腰部周圍有贅肉附著。

乳房和臀部會隨著年齡的增長而有下垂的傾向。就好像原本具有彈力的氣球，空氣一點一點地漏掉而變成皺巴巴的樣子一樣。

尤其乳房和臀部的尺寸愈大時，這種情形就愈為嚴重。

也就是說，想要保持乳房和臀部的美麗，肥胖是大敵。當然，避免發胖的飲食法和調整體型很重要。日常的護理則包括內衣褲的選擇及泡澡法。

乳房和臀部都喜歡棉製品

豐滿的乳房和削瘦的下半身不可或缺的就是內衣褲。內衣褲的種類有時髦型和實用型。為保持美麗的體型時最好選用實用型。

例如，帶有蕾絲、性感時髦性較高的內衣褲，也就是「養眼的內衣褲」、「改善氣氛型的內衣褲」並不適用於保持體型。

此外，太鬆的內褲支撐力較弱，比實用型的內衣褲更差。

到底哪些內衣褲能有效地保護身體呢？以下探討這一點。

由於內衣褲與肌膚直接接觸，因此要選擇天然的素材製品。天然素材的製品通氣性較佳，具有良好的保溫性。與化學纖維製品不同，不容易引起肌膚斑疹等問題，即使是因流汗而皮膚發癢的人也能安心穿著。

為保持肌膚的光滑美麗，一定要選擇天然素材的純棉製品。

內衣褲的選擇，必須注意不會妨礙身體活動，能夠使身體自由活動的製品。為了展現好身材而選用緊身的內衣褲，對身體而言非常危險。被內衣褲綳緊的部分，血液循環不良、缺氧，使得攝取的營養沒有辦法充分送達。

也就是新陳代謝不良，淋巴液的流通不順暢、老廢物容易積存。細胞的環境惡化，加速老化的結果，會使被內衣褲綳緊的部位變硬。

與其穿褲襪，不如一天進行五分鐘的骨盆體操

在內衣褲中，在意下半身的人經常使用的就是褲襪。

我不贊成各位穿褲襪，因為褲襪雖然能夠創造外觀上美麗的體型，但是只要一天進行一次五分鐘的骨盆體操，就能真正創造美麗的體型。

但是，如果在「狀況緊急」時，為各位介紹不會損害健康的選擇褲襪秘訣：

①不要光看尺寸標示選擇，一定要試穿。

②選擇長度到達肚臍附近的褲襪。

③選擇腳容易活動的褲襪。

④使用伸縮較高的纖維製成的褲襪。

⑤選擇立體剪裁，能妥善包住臀部的褲襪。

⑥穿起來覺得緊繃，即使能使你心情愉快的褲襪也不可以使用。

所謂立體剪裁，就是用手將褲襪攤開時，臀部的部分成為圓的立體的褲襪。國內的製品大多為平面剪裁，平面剪裁製品的緊繃性較高，的確可發揮改善外觀的美麗體型的效果。

但是，其結果會使細胞環境惡化，促進身體的老化，對於體態造成不良影響。

談到立體剪裁的內衣褲，內褲也是其中之一。和褲襪同樣地，要選擇長度到達腰部附近的內褲較好。

選擇尺寸較小的內褲或是穿著連臀部的肉都會露出來的內褲，然後再穿褲襪的人很多。這並不是好方法。小的內褲會使脂肪朝側面或上下移動，而褲襪則會壓住移動的脂肪。穿著不合身的內衣褲不僅會使體態瓦解，而且會損害健康。

例如，穿著用硬纖維製成的緊褲襪的人，臀部一定會非常硬，臀部變硬後，身體容易疲倦，會損害健康，而且身體失調，形成虛弱體質。

危險的胸罩鈎子

除了褲襪、內褲之外，其次就是胸罩。胸罩有很多的型態，以下所列舉的都是對健康不良的胸罩：

●**金屬鈎子**……原本非常地普遍，但是這個鈎子對身體有害。鈎子會產生電離子，離子會奪去鈎子抵住部分肌膚的能量，而引起各種問題。

這是我的老師川村昇山研究出來的結果。

例如，會成為胸椎歪斜的原因，也會使這個部分發冷或阻礙新陳代謝。此外，貼住鈎子部分的肌膚會發黑。這就表示新陳代謝極端減退的狀態。以健康面而言，我建議穿著運動胸罩。什麼是運動胸罩呢？就是取下普通胸罩的鉤子，兩端用線縫合的胸罩。

●尺寸與身體不合……穿尺寸較小的胸罩，而認為有效果較佳的緊繃效果。但是穿著這類胸罩時和沒有穿這類胸罩時疲勞度完全不同。

底線一定要選擇適合身體的尺寸。選擇胸罩時要試穿，動動手臂試試看。如果能完全吻合就算合格了。

穿戴尺寸不合的胸罩，會成為肩膀痠痛和胃炎、頭痛的原因。

使腳變細的時間差泡澡法

為了消除一天的疲勞，使精神放鬆，每天的泡澡是不可或缺的。泡澡的效果不僅如此，依泡澡法的不同，也能創造美麗的體型。尤其是希望腳變細的人也有很好的泡澡法。

首先，膝以下浸泡在溫水中。充分溫熱後，膝下的部分發紅後，再將水浸泡到大腿的部分。其次，再浸泡到腰的部分，慢慢溫熱後再浸泡全身。

這個泡澡法能使體內溫熱，使下半身的血液循環順暢，促進新陳代謝。結果就能預防下半身肥胖。此外，也能去除附著於大腿、膝、臀部下側的脂肪。

大家都曾聽說腰浴吧！就是利用不太燙的水，浸泡腰部以下三十分鐘的泡澡方法。能有效清除積存在體內的老廢物，使肌膚充滿光澤。而且，如果在水中放入含有礦物質的海藻沐浴劑或花草，就更有效，而且也能轉換心情。

第五章

均衡、減肥，達到雙倍效果

——利用飲食法加速瘦身效果

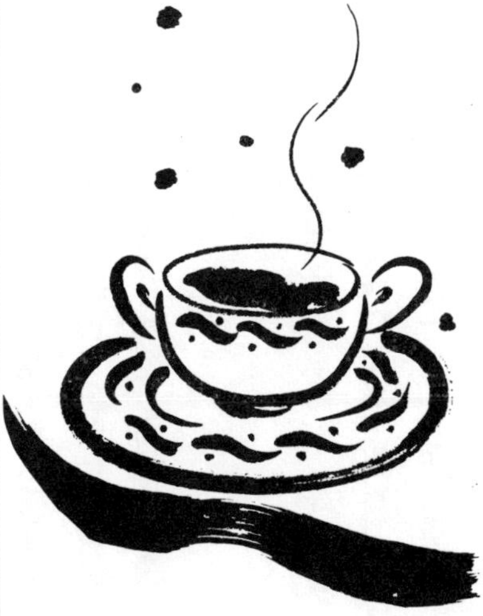

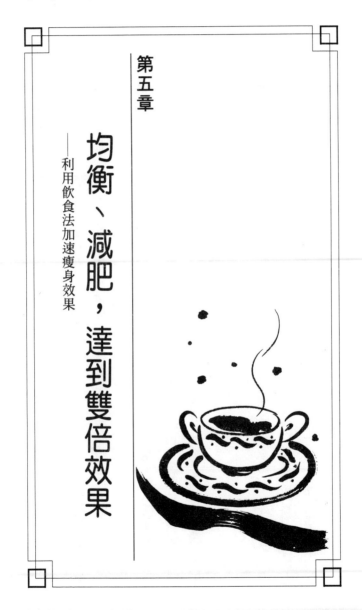

不會使相撲選手發胖的一日二食主義

大家都知道相撲選手攝取食物的方法嗎？相撲選手每天一大早到上午會進行激烈的練習，練習結束之前不僅不吃早餐，什麼東西都不能吃。練習結束後才開始進食，菜單主要是什錦鍋。

吃完東西後，相撲選手會睡午覺。兼具早午餐的什錦鍋和睡午覺是創造相撲選手體型的技巧，利用運動使腹部縮小到界限為止，然後在肚子中塞滿以魚、肉為主的什錦鍋後，再睡午覺，這就是發胖的秘訣。當然，相撲選手也吃晚餐，但是不是什錦鍋，而是比一般人食用的質與量多等更多的食物。相撲選手採用一日二食主義。

請重新評估你的飲食生活。

早上忙得沒有時間吃早餐，胃不好無法接受食物，為了減肥不吃東西……等，很多人因此而不吃早餐。再談到午餐，又分為二種型態，其一是吃很多東西以滿足空腹感型。當然也吃晚餐，但是以質、量而言，午餐是一天的主餐。但不睡午覺。這一型的人和相撲選手的飲食類似。

例如，ＯＬ的工作不會大量消耗熱量。以相撲選手的例子來說，一日二食主義能促進營養的吸收，攝取的熱量未消耗掉時會導致營養過多的狀態。

另一種是不吃早餐，午餐、晚餐都隨便吃一點的人。這是為了美容上的問題而採取的飲食生活。但是，抑制熱量的攝取，使得人體所需的營養沒有辦法充分攝取，對於健康面會造成各種麻煩。

人類身體的構造非常精巧。早上或中午吃的食物成為白天的熱量源，熱量會被消耗掉。而晚餐則會成為貯備第二天活動的脂肪而蓄積在體內。

知道這個簡單的原理後，就知道食物與肥胖的關係了，也就是，考慮一天的用餐量時，要將重點置於早餐，晚餐吃少一點，使熱量消耗能順暢進行，就能夠抑制脂肪的蓄積。

尤其是如果太晚吃晚餐，而且吃得很多，吃完後不久就睡覺，當然會使大量的脂肪蓄積在體內，這就好像相撲選手型的飲食生活。

所以，是否為肥胖體質，與飲食法有密切的關係。

六種食品的組合

飲食法不僅對於美容面，對於健康面也會造成很大的影響。

最近，逐年增加的成人病與飲食的關係密不可分。例如，心臟病中的心肌梗塞或狹心症等，是由於國人的飲食生活形成歐美化，動物性脂肪攝取過多是發症的原因。

此外，吃得過多、營養過多而導致的肥胖會導致糖尿病、高血壓、痛風。此外，鹽分攝取過多會引起高血壓。

另外，關於食物、飲食法和癌的關係也加以研究。所以，我們絕對不能忽略飲食。

以下探討為了健康生活，身體所需要的營養素。

●製造血液、肌肉等身體各組織……**蛋白質**、**礦物質**。

●調整體調……**維他命**、礦物質。

●給予身體力量，成為熱量源……**醣類**、**脂質**。

這些稱為五大營養素，含有五大營養素的食品分為六群。

第一群　魚、肉、蛋、大豆等豆製品……為良質蛋白質的供給源，為每天飲食的主菜。

還有副營養素，就是脂質、鈣質、鐵質、維他命A、B_1、B_2。

第二群　牛乳、乳製品、連骨都可以吃的小魚、海藻……牛乳、乳製品含有多種營養成分，為重要的鈣質供給源。此外，也是艮質蛋白質、維他命B_2的供給源。小魚含有很多蛋白質、鈣質，為鐵質、維他命B_2的供給源。海藻含有礦物質。

第三群　黃綠色蔬菜……主要是在體內能成為維他命A的胡蘿蔔素的供給源蔬菜，另外，也是重要的維他命C、鈣質、鐵質、維他命B_1的供給源。

第四群　其他蔬菜、水果……這一群主要是維他命C的供給源。此外，也可以攝取到鈣質、維他命B_1、B_2。除了第三群黃綠色蔬菜以外的蔬菜、水果構成這一群。

第五群　米、麵包、麵類、芋類……成為醣類熱量源食品。如大麥、小麥等穀類及其加工食品、砂糖類、點心類都包含在內。芋類除了醣類以外含有比較多的維他命B_1及C。

第六群　油脂類……為脂肪性熱量源食品，在大豆油、米油、奶油、人造奶油、豬油、蛋黃醬、調味醬中含量較多。

這六群食品群在每一餐一定要攝取。每一餐要從各群中選擇一種食品，組合六群。利用這個組合方式所攝取的飲食才是能均衡攝取營養的飲食法。

一般成人女性一天所需要的熱量為一千八百大卡。以食品而言攝取量如下：

●肉……脂肪較少者六十～七十公克。

●魚……六十～七十公克。

●蔬菜……三百～四百公克。

●芋類……一百公克。

●蛋……一個。

●牛乳……盡可能選擇低溫殺菌牛乳一八〇cc。

●納豆……小一個。

●豆腐……半塊。

●油……一大匙。

●飯……三碗（一次一碗）。

這種飲食法對於減肥的人，或是想使下半身苗條的人，或是身體失調的人，可以併用山田式伸展體操實行。其效果見第一章中所談到的內藤春美女士的例子就可以了解了。

我將這個飲食法稱為「山田式均衡減肥法」。每一種食品該如何調理，如何搭配呢？以下列舉其法。

　　調理法方面，口味要淡些。列舉的菜單中並未加入調味料的熱量，因此，盡可能不要使用調味料。另外，一天的必要攝取量以一千八百大卡為標準，這一點一定要注意。

★山田式平衡減肥菜單

	第1天		第2天		第3天	
早餐	飯 味噌湯 鰺魚乾 蘿蔔泥 菠菜涼 拌芝麻	1碗 海帶芽、馬鈴薯 菠菜、芝麻、砂糖、 醬油 528kcal	吐司麵包 加煎蛋 咖啡牛乳 水果	吐司麵包1片 奶油、蛋、火腿、油 牛乳100cc、咖啡 葡萄柚 447kcal	飯 味噌湯 納豆 蘿蔔乾涼 拌芝麻 沙丁魚乾 水果	1碗 菠菜、油豆腐 納豆、蔥、綠海苔 橘子 589kcal
午餐	三明治 牛乳 水果	吐司麵包、奶油、 火腿、小黃瓜、生菜 胡蘿蔔、馬鈴薯、 蛋黃醬 200cc 蘋果 726kcal	飯 漢堡 義大利 沙拉 調味醬	1碗 胡蘿蔔、馬鈴薯、萵 苣、小黃瓜、番茄 青椒、義大利香腸、 乳酪 橄欖油、醋、檸檬汁 686kcal	飯 炒雞肉 昆布卷 燙青菜 水果	1碗 雞肉、胡蘿蔔、香 菇、蓮藕、牛蒡、 油、砂糖、醬油 昆布、鯡魚 四季豆、柴魚片 草莓、奶油 622kcal
晚餐	飯 湯 雞肉卷 日式沙拉 調味醬 煮青菜絲 油豆腐	1碗 魩仔魚、鴨兒芹、 醬油 雞胸肉、大葉、油 胡蘿蔔、小黃瓜、 高麗菜、青椒、芝麻 醬油、醋、米酒 青菜絲、油豆腐 砂糖、醬油 511kcal	義大利麵 水果 酸乳酪	義大利麵、洋蔥、 青椒、蘑菇、維也納 香腸、奶油、乳酪粉 奇異果 50g 678kcal	飯 蛋湯 墨魚炒煮 豌豆片 杏仁豆腐 鹽煮 馬鈴薯	1碗 蛋、蔥 豌豆片、西洋芹、 乾香菇、胡蘿蔔、 薑、油 牛乳、橘子、罐頭 檸檬汁、砂糖、瓊膠 奶油 567kcal

	第4天		第5天		第6天	
早餐	熱狗 牛乳 水果	麵包卷、維也納香腸、奶油、生菜 200cc 香蕉 463koal	吐司麵包 菠菜火腿炒奶油 咖啡牛奶 水果	吐司麵包1片、果醬 菠菜、火腿、奶油 牛乳100cc、咖啡 蘋果 405kcal	飯 味噌湯 炒豆腐 五柏海苔	1碗 茄子、蘘荷 豆腐、雞絞肉、乾香菇、胡蘿蔔、青豆、蛋、砂糖、醬油 497kcal
午餐	飯 紅湯 炸排骨肉 生菜沙拉 調味醬	1碗 豆腐、海帶芽、紅味噌 豬肉、油 高麗菜、小黃瓜花椰菜、番茄、萵苣 油、醋 695kcal	飯糰 炸雞 沙拉 鹽煮 馬鈴薯	飯1碗量 鮭魚、鱈魚子、海苔 雞肉、油 小黃瓜、胡蘿蔔、西洋芹、白蘿蔔、蛋黃醬 奶油 818kcal	麵包 燉肉 番茄沙拉 布丁	法式麵包、奶油 牛肉、馬鈴薯、洋蔥西洋芹、高麗菜 番茄、檸檬汁 蛋、牛乳、砂糖 716kcal
晚餐	炒麵 酸乳酪 鹽煮 馬鈴薯	麵、豬肉、竹筍、蔥、香菇、青豆、胡蘿蔔、高麗菜、豬油 100g （不放奶油） 567kcal	飯 烤魚 蘿蔔泥 金平牛蒡 醋漬小黃瓜湯	1碗 鰤魚 牛蒡、胡蘿蔔、芝麻、砂糖、醬油、油 小黃瓜、海帶芽、魩仔魚、雞肉、蔥、醬油 557kcal	開式 三明治 奶茶 水果	麵包、奶油、煮蛋、小黃瓜、番茄、生菜 紅茶、牛乳100cc 橘子 556kcal

●三餐以早、中、晚5：3：2的比例攝取最適當，如果不習慣吃太多早餐時，利用這個菜單也可以吃較少的早餐。

	早餐		午餐		晚餐	
第7天	吐司麵包 煎蛋卷 高麗菜絲 水果 咖啡牛乳	吐司麵包、奶油 韭菜、馬鈴薯、 培根、蛋、油 奇異果 牛乳100cc、 咖啡 543kcal	炒飯 湯 鹽煮 馬鈴薯	飯1碗分，油漬金 槍魚、長葱、胡 蘿蔔、青椒、油 海帶芽、葱 奶油 669kcal	飯 蛋淋汁 煮羊栖菜 白芝麻 涼拌菜	1碗 蛋、豌豆片、胡蘿蔔 羊栖菜、胡蘿 蔔、油豆腐、 砂糖、醬油、油 蒟蒻、胡蘿蔔、 豆腐、芝麻砂糖 530kcal

① 口味較淡！
② 控制量的攝取！
③ 一次的飲食要從六個食品群中各挑選一個，搭配為六種食品！

食品的類別		食品例	1日量的標準
1	魚、肉、蛋、大豆	魚，貝，墨魚，章魚，蟹，魚板，牛肉，豬肉，雞肉，火腿，香腸，雞蛋，大豆，豆腐，納豆，青菜絲油豆腐，凍豆腐	魚1塊（80g）手掌般大的肉（90g）雞胸肉2條（60g）魚肉山芋丸子1片（60g），雞蛋1個（50g）豆腐½塊（120g）
2	牛乳，乳製品，連骨都可以吃的魚	牛乳，煉乳，乳酪，酸乳酪，小魚乾，魩仔魚等（註）海帶芽，昆布，海苔等海草在內	牛乳1瓶（200CC）火柴盒般大的乳酪（20g）酸乳酪1瓶（100g）
3	綠黃色野菜	胡蘿蔔、菠菜、小油菜、南瓜、花椰菜、茼蒿、韮菜	菠菜1株（20～30g）小1束（300g）
4	其他的蔬菜，水果	白蘿蔔，白菜，高麗菜，小黃瓜，番茄，橘子，蘋果，梨子，葡萄，草莓	洋葱中1個（200g）小黃瓜1條（100g）蘋果中1個（200g）葡萄柚1個（250g）香蕉中1條（100g）
5	米，麵包，麵，芋類	飯，麵包，烏龍麵，蕎麥麵，義大利麵，甘薯，馬鈴薯，芋頭	飯1碗（140～160g）烏龍麵1糰（270～300g）果醬1大匙（15g）馬鈴薯中1個（100g）
6	油脂	炸油，沙拉油，豬油，奶油，人造奶油（註）蛋黃醬、培根、芝麻、花生也算在內	植物油，奶油1大匙（10g）蛋黃醬1½大匙（20g）培根1片（20g）芝麻1½大匙（15g）花生25顆（15g）

「一杯茶」解救你

先前說明了何種食品該怎麼吃比較好，不過，食物的吃法也有問題。肚子很餓的時候到超級市場買東西時，會不會魚、肉、點心等各種食品都想買呢?同樣地，在空腹狀態下攝取食物時，會一直吃到感覺飽飽的為止。

這種滿腹感並不是在食物一進入胃中時就能得到。感覺到滿腹感是由腦的攝食中樞的指令所形成的，具有時間差，因此會吃得過多，那麼，該怎麼吃才好呢?

首先，為了緩和空腹感，最好選擇生菜沙拉或青菜等蔬菜，或是喝一些湯或味噌湯。然後再吃其他的菜餚或主食。

此外，如果喝一些熱的飲料使體內溫熱，就能充分緩和空腹感。

在飯前喝一杯茶、牛乳或咖啡等，就能防止吃得過多。這「一杯茶」也能使心情放鬆。

你能做到兔子的吃法嗎?

你是否充分咀嚼食物再吃呢?充分咀嚼食物的行為能使唾液中所含的澱粉酶促進醣類的

第一次消化。藉此使血糖質迅速上升，使腦的攝食中樞盡快給予滿腹感的指令。就能防止吃得過多。此外，也能促進新陳代謝，達到防止肥胖的效果。

一定要勵行的就是「兔子吃法」。兔子吃東西時嘴巴會快速地動，咀嚼好幾次。到底要咀嚼幾次比較好呢？一口要咀嚼一百次。可在口中多塞點食物，快速咀嚼。「咀嚼二十次之後食物就沒了」、「沒有辦法咀嚼這麼多次」也許你會這麼說。但這是因為你慢慢咀嚼的緣故。慢慢咀嚼就會產生讓食物吞嚥下去的時間。像兔子般快速地動口咀嚼，就無暇使食物吞嚥下去了。

充分咀嚼能保持下顎骨的形狀及強度的平衡，能創造美麗的下巴線條。但是，一定要利用兩邊的牙齒咀嚼。「兔子的吃法」一定用全部的牙齒咀嚼。

下顎骨的力量一旦減弱時，對於枕骨、頸椎會造成影響，成為損害健康的原因。

充分咀嚼能緩和對胃腸等消化器官的負荷。同時也有助於消除肚子發脹、便秘、下腹部肥胖等的問題。

改變你自身的世界

「希望永遠美麗」這是所有女性的願望。「希望健康幸福地活著」這是所有人共通的願望。但是，不能光等待願望實現。一定要積極地找尋，否則無法得到。

談到絕世美女埃及艷后，法國哲學家帕斯卡曾說，

「如果埃及艷后的鼻子稍微低一點，也許整個世界的歷史就會改變了。」

所以，如果你「希望更瘦一點」、「希望擁有美麗的腳」、「希望每天都很健康」……有這些願望。對你而言，這並不是只是假設而已，是可以實現的。你確實可以改變自己的世界。失調的身體，產生自卑感的體型，不可以認為是天生的或無可奈何而放棄。因為放棄會使自己的心情變得憂鬱。而心情憂鬱的人連好運都會放棄你。

本書所介紹的「山田式伸展體操」不僅能使你得到外觀上的美麗。同時，「山田式」能使你從內在變得美麗、健康。

「每天活得健康快樂」——這是你能掌握光明幸福未來的絕對條件。也是我的「山田式」的主題。我相信「山田式」一定能夠幫助你。

大展出版社有限公司	圖書目錄
地址：台北市北投區11204 致遠一路二段12巷1號 郵撥： 0166955～1	電話：(02) 8236031 8236033 傳眞：(02) 8272069

・法律專欄連載・電腦編號 58

台大法學院 法律學系／策劃
法律服務社／編著

①別讓您的權利睡著了①	200元
②別讓您的權利睡著了②	200元

・秘傳占卜系列・電腦編號 14

①手相術	淺野八郎著	150元
②人相術	淺野八郎著	150元
③西洋占星術	淺野八郎著	150元
④中國神奇占卜	淺野八郎著	150元
⑤夢判斷	淺野八郎著	150元
⑥前世、來世占卜	淺野八郎著	150元
⑦法國式血型學	淺野八郎著	150元
⑧靈感、符咒學	淺野八郎著	150元
⑨紙牌占卜學	淺野八郎著	150元
⑩ＥＳＰ超能力占卜	淺野八郎著	150元
⑪猶太數的秘術	淺野八郎著	150元
⑫新心理測驗	淺野八郎著	160元
⑬塔羅牌預言秘法	淺野八郎著	200元

・趣味心理講座・電腦編號 15

①性格測驗１	探索男與女	淺野八郎著	140元
②性格測驗２	透視人心奧秘	淺野八郎著	140元
③性格測驗３	發現陌生的自己	淺野八郎著	140元
④性格測驗４	發現你的真面目	淺野八郎著	140元
⑤性格測驗５	讓你們吃驚	淺野八郎著	140元
⑥性格測驗６	洞穿心理盲點	淺野八郎著	140元
⑦性格測驗７	探索對方心理	淺野八郎著	140元
⑧性格測驗８	由吃認識自己	淺野八郎著	140元

⑨性格測驗9　戀愛知多少　淺野八郎著　160元
⑩性格測驗10　由裝扮瞭解人心　淺野八郎著　160元
⑪性格測驗11　敲開內心玄機　淺野八郎著　140元
⑫性格測驗12　透視你的未來　淺野八郎著　140元
⑬血型與你的一生　淺野八郎著　160元
⑭趣味推理遊戲　淺野八郎著　160元
⑮行爲語言解析　淺野八郎著　160元

・婦 幼 天 地・電腦編號16

①八萬人減肥成果　黃靜香譯　180元
②三分鐘減肥體操　楊鴻儒譯　150元
③窈窕淑女美髮秘訣　柯素娥譯　130元
④使妳更迷人　成　玉譯　130元
⑤女性的更年期　官舒妍編譯　160元
⑥胎內育兒法　李玉瓊編譯　150元
⑦早產兒袋鼠式護理　唐岱蘭譯　200元
⑧初次懷孕與生產　婦幼天地編譯組　180元
⑨初次育兒12個月　婦幼天地編譯組　180元
⑩斷乳食與幼兒食　婦幼天地編譯組　180元
⑪培養幼兒能力與性向　婦幼天地編譯組　180元
⑫培養幼兒創造力的玩具與遊戲　婦幼天地編譯組　180元
⑬幼兒的症狀與疾病　婦幼天地編譯組　180元
⑭腿部苗條健美法　婦幼天地編譯組　180元
⑮女性腰痛別忽視　婦幼天地編譯組　150元
⑯舒展身心體操術　李玉瓊編譯　130元
⑰三分鐘臉部體操　趙薇妮著　160元
⑱生動的笑容表情術　趙薇妮著　160元
⑲心曠神怡減肥法　川津祐介著　130元
⑳內衣使妳更美麗　陳玄茹譯　130元
㉑瑜伽美姿美容　黃靜香編著　150元
㉒高雅女性裝扮學　陳珮玲譯　180元
㉓蠶糞肌膚美顏法　坂梨秀子著　160元
㉔認識妳的身體　李玉瓊譯　160元
㉕產後恢復苗條體態　居理安・芙萊喬著　200元
㉖正確護髮美容法　山崎伊久江著　180元
㉗安琪拉美姿養生學　安琪拉蘭斯博瑞著　180元
㉘女體性醫學剖析　增田豐著　220元
㉙懷孕與生產剖析　岡部綾子著　180元
㉚斷奶後的健康育兒　東城百合子著　220元
㉛引出孩子幹勁的責罵藝術　多湖輝著　170元

㉜培養孩子獨立的藝術	多湖輝著	170元
㉝子宮肌瘤與卵巢囊腫	陳秀琳編著	180元
㉞下半身減肥法	納他夏・史達賓著	180元
㉟女性自然美容法	吳雅菁編著	180元
㊱再也不發胖	池園悅太郎著	170元
㊲生男生女控制術	中垣勝裕著	220元
㊳使妳的肌膚更亮麗	楊　皓編著	170元
㊴臉部輪廓變美	芝崎義夫著	180元
㊵斑點、皺紋自己治療	高須克彌著	180元
㊶面皰自己治療	伊藤雄康著	180元
㊷隨心所欲瘦身冥想法	原久子著	180元
㊸胎兒革命	鈴木丈織著	180元
㊹NS磁氣平衡法塑造窈窕奇蹟	古屋和江著	180元

・青 春 天 地・電腦編號 17

①A血型與星座	柯素娥編譯	160元
②B血型與星座	柯素娥編譯	160元
③O血型與星座	柯素娥編譯	160元
④AB血型與星座	柯素娥編譯	120元
⑤青春期性教室	呂貴嵐編譯	130元
⑥事半功倍讀書法	王毅希編譯	150元
⑦難解數學破題	宋釗宜編譯	130元
⑧速算解題技巧	宋釗宜編譯	130元
⑨小論文寫作秘訣	林顯茂編譯	120元
⑪中學生野外遊戲	熊谷康編著	120元
⑫恐怖極短篇	柯素娥編譯	130元
⑬恐怖夜話	小毛驢編譯	130元
⑭恐怖幽默短篇	小毛驢編譯	120元
⑮黑色幽默短篇	小毛驢編譯	120元
⑯靈異怪談	小毛驢編譯	130元
⑰錯覺遊戲	小毛驢編譯	130元
⑱整人遊戲	小毛驢編著	150元
⑲有趣的超常識	柯素娥編譯	130元
⑳哦！原來如此	林慶旺編譯	130元
㉑趣味競賽100種	劉名揚編譯	120元
㉒數學謎題入門	宋釗宜編譯	150元
㉓數學謎題解析	宋釗宜編譯	150元
㉔透視男女心理	林慶旺編譯	120元
㉕少女情懷的自白	李桂蘭編譯	120元
㉖由兄弟姊妹看命運	李玉瓊編譯	130元

㉗趣味的科學魔術	林慶旺編譯	150元
㉘趣味的心理實驗室	李燕玲編譯	150元
㉙愛與性心理測驗	小毛驢編譯	130元
㉚刑案推理解謎	小毛驢編譯	130元
㉛偵探常識推理	小毛驢編譯	130元
㉜偵探常識解謎	小毛驢編譯	130元
㉝偵探推理遊戲	小毛驢編譯	130元
㉞趣味的超魔術	廖玉山編著	150元
㉟趣味的珍奇發明	柯素娥編著	150元
㊱登山用具與技巧	陳瑞菊編著	150元

•健康天地•電腦編號18

①壓力的預防與治療	柯素娥編譯	130元
②超科學氣的魔力	柯素娥編譯	130元
③尿療法治病的神奇	中尾良一著	130元
④鐵證如山的尿療法奇蹟	廖玉山譯	120元
⑤一日斷食健康法	葉慈容編譯	150元
⑥胃部強健法	陳炳崑譯	120元
⑦癌症早期檢查法	廖松濤譯	160元
⑧老人痴呆症防止法	柯素娥編譯	130元
⑨松葉汁健康飲料	陳麗芬編譯	130元
⑩揉肚臍健康法	永井秋夫著	150元
⑪過勞死、猝死的預防	卓秀貞編譯	130元
⑫高血壓治療與飲食	藤山順豐著	150元
⑬老人看護指南	柯素娥編譯	150元
⑭美容外科淺談	楊啟宏著	150元
⑮美容外科新境界	楊啟宏著	150元
⑯鹽是天然的醫生	西英司郎著	140元
⑰年輕十歲不是夢	梁瑞麟譯	200元
⑱茶料理治百病	桑野和民著	180元
⑲綠茶治病寶典	桑野和民著	150元
⑳杜仲茶養顏減肥法	西田博著	150元
㉑蜂膠驚人療效	瀨長良三郎著	180元
㉒蜂膠治百病	瀨長良三郎著	180元
㉓醫藥與生活	鄭炳全著	180元
㉔鈣長生寶典	落合敏著	180元
㉕大蒜長生寶典	木下繁太郎著	160元
㉖居家自我健康檢查	石川恭三著	160元
㉗永恒的健康人生	李秀鈴譯	200元
㉘大豆卵磷脂長生寶典	劉雪卿譯	150元

㉙芳香療法	梁艾琳譯	160元
㉚醋長生寶典	柯素娥譯	180元
㉛從星座透視健康	席拉・吉蒂斯著	180元
㉜愉悅自在保健學	野本二士夫著	160元
㉝裸睡健康法	丸山淳士等著	160元
㉞糖尿病預防與治療	藤田順豐著	180元
㉟維他命長生寶典	菅原明子著	180元
㊱維他命C新效果	鐘文訓編	150元
㊲手、腳病理按摩	堤芳朗著	160元
㊳AIDS瞭解與預防	彼得塔歇爾著	180元
㊴甲殼質殼聚糖健康法	沈永嘉譯	160元
㊵神經痛預防與治療	木下眞男著	160元
㊶室內身體鍛鍊法	陳炳崑編著	160元
㊷吃出健康藥膳	劉大器編著	180元
㊸自我指壓術	蘇燕謀編著	160元
㊹紅蘿蔔汁斷食療法	李玉瓊編著	150元
㊺洗心術健康秘法	竺翠萍編譯	170元
㊻枇杷葉健康療法	柯素娥編譯	180元
㊼抗衰血癒	楊啟宏著	180元
㊽與癌搏鬥記	逸見政孝著	180元
㊾冬蟲夏草長生寶典	高橋義博著	170元
㊿痔瘡・大腸疾病先端療法	宮島伸宜著	180元
51膠布治癒頑固慢性病	加瀨建造著	180元
52芝麻神奇健康法	小林貞作著	170元
53香煙能防止癡呆？	高田明和著	180元
54穀菜食治癌療法	佐藤成志著	180元
55貼藥健康法	松原英多著	180元
56克服癌症調和道呼吸法	帶津良一著	180元
57Ｂ型肝炎預防與治療	野村喜重郎著	180元
58青春永駐養生導引術	早島正雄著	180元
59改變呼吸法創造健康	原久子著	180元
60荷爾蒙平衡養生秘訣	出村博著	180元
61水美肌健康法	井戶勝富著	170元
62認識食物掌握健康	廖梅珠編著	170元
63痛風劇痛消除法	鈴木吉彥著	180元
64酸莖菌驚人療效	上田明彥著	180元
65大豆卵磷脂治現代病	神津健一著	200元
66時辰療法——危險時刻凌晨４時	呂建強等著	180元
67自然治癒力提升法	帶津良一著	180元
68巧妙的氣保健法	藤平墨子著	180元
69治癒Ｃ型肝炎	熊田博光著	180元

⑦⓪肝臟病預防與治療	劉名揚編著	180元
⑦①腰痛平衡療法	荒井政信著	180元
⑦②根治多汗症、狐臭	稻葉益巳著	220元
⑦③40歲以後的骨質疏鬆症	沈永嘉譯	180元
⑦④認識中藥	松下一成著	180元
⑦⑤認識氣的科學	佐佐木茂美著	180元
⑦⑥我戰勝了癌症	安田伸著	180元
⑦⑦斑點是身心的危險信號	中野進著	180元
⑦⑧艾波拉病毒大震撼	玉川重德著	180元
⑦⑨重新還我黑髮	桑名隆一郎著	180元
⑧⓪身體節律與健康	林博史著	180元
⑧①生薑治萬病	石原結實著	180元

•實用女性學講座•電腦編號 19

①解讀女性內心世界	島田一男著	150元
②塑造成熟的女性	島田一男著	150元
③女性整體裝扮學	黃靜香編著	180元
④女性應對禮儀	黃靜香編著	180元
⑤女性婚前必修	小野十傳著	200元
⑥徹底瞭解女人	田口二州著	180元
⑦拆穿女性謊言88招	島田一男著	200元
⑧解讀女人心	島田一男著	200元

•校 園 系 列•電腦編號 20

①讀書集中術	多湖輝著	150元
②應考的訣竅	多湖輝著	150元
③輕鬆讀書贏得聯考	多湖輝著	150元
④讀書記憶秘訣	多湖輝著	150元
⑤視力恢復！超速讀術	江錦雲譯	180元
⑥讀書36計	黃柏松編著	180元
⑦驚人的速讀術	鐘文訓編著	170元
⑧學生課業輔導良方	多湖輝著	180元
⑨超速讀超記憶法	廖松濤編著	180元
⑩速算解題技巧	宋釗宜編著	200元
⑪看圖學英文	陳炳崑編著	200元

•實用心理學講座•電腦編號 21

①拆穿欺騙伎倆	多湖輝著	140元

②創造好構想　多湖輝著　140元
③面對面心理術　多湖輝著　160元
④僞裝心理術　多湖輝著　140元
⑤透視人性弱點　多湖輝著　140元
⑥自我表現術　多湖輝著　180元
⑦不可思議的人性心理　多湖輝著　150元
⑧催眠術入門　多湖輝著　150元
⑨責罵部屬的藝術　多湖輝著　150元
⑩精神力　多湖輝著　150元
⑪厚黑說服術　多湖輝著　150元
⑫集中力　多湖輝著　150元
⑬構想力　多湖輝著　150元
⑭深層心理術　多湖輝著　160元
⑮深層語言術　多湖輝著　160元
⑯深層說服術　多湖輝著　180元
⑰掌握潛在心理　多湖輝著　160元
⑱洞悉心理陷阱　多湖輝著　180元
⑲解讀金錢心理　多湖輝著　180元
⑳拆穿語言圈套　多湖輝著　180元
㉑語言的內心玄機　多湖輝著　180元

•超現實心理講座•電腦編號 22

①超意識覺醒法　詹蔚芬編譯　130元
②護摩秘法與人生　劉名揚編譯　130元
③秘法！超級仙術入門　陸　明譯　150元
④給地球人的訊息　柯素娥編著　150元
⑤密教的神通力　劉名揚編著　130元
⑥神秘奇妙的世界　平川陽一著　180元
⑦地球文明的超革命　吳秋嬌譯　200元
⑧力量石的秘密　吳秋嬌譯　180元
⑨超能力的靈異世界　馬小莉譯　200元
⑩逃離地球毀滅的命運　吳秋嬌譯　200元
⑪宇宙與地球終結之謎　南山宏著　200元
⑫驚世奇功揭秘　傅起鳳著　200元
⑬啟發身心潛力心象訓練法　栗田昌裕著　180元
⑭仙道術遁甲法　高藤聰一郎著　220元
⑮神通力的秘密　中岡俊哉著　180元
⑯仙人成仙術　高藤聰一郎著　200元
⑰仙道符咒氣功法　高藤聰一郎著　220元
⑱仙道風水術尋龍法　高藤聰一郎著　200元

⑲仙道奇蹟超幻像	高藤聰一郎著	200元
⑳仙道鍊金術房中法	高藤聰一郎著	200元
㉑奇蹟超醫療治癒難病	深野一幸著	220元
㉒揭開月球的神秘力量	超科學研究會	180元
㉓西藏密教奧義	高藤聰一郎著	250元

•養 生 保 健• 電腦編號 23

①醫療養生氣功	黃孝寬著	250元
②中國氣功圖譜	余功保著	230元
③少林醫療氣功精粹	井玉蘭著	250元
④龍形實用氣功	吳大才等著	220元
⑤魚戲增視強身氣功	宮　嬰著	220元
⑥嚴新氣功	前新培金著	250元
⑦道家玄牝氣功	張　章著	200元
⑧仙家秘傳袪病功	李遠國著	160元
⑨少林十大健身功	秦慶豐著	180元
⑩中國自控氣功	張明武著	250元
⑪醫療防癌氣功	黃孝寬著	250元
⑫醫療強身氣功	黃孝寬著	250元
⑬醫療點穴氣功	黃孝寬著	250元
⑭中國八卦如意功	趙維漢著	180元
⑮正宗馬禮堂養氣功	馬禮堂著	420元
⑯秘傳道家筋經內丹功	王慶餘著	280元
⑰三元開慧功	辛桂林著	250元
⑱防癌治癌新氣功	郭　林著	180元
⑲禪定與佛家氣功修煉	劉天君著	200元
⑳顛倒之術	梅自強著	360元
㉑簡明氣功辭典	吳家駿編	360元
㉒八卦三合功	張全亮著	230元
㉓朱砂掌健身養生功	楊　永著	250元
㉔抗老功	陳九鶴著	230元

•社會人智囊• 電腦編號 24

①糾紛談判術	清水增三著	160元
②創造關鍵術	淺野八郎著	150元
③觀人術	淺野八郎著	180元
④應急詭辯術	廖英迪編著	160元
⑤天才家學習術	木原武一著	160元
⑥猫型狗式鑑人術	淺野八郎著	180元

⑦逆轉運掌握術	淺野八郎著	180元
⑧人際圓融術	澀谷昌三著	160元
⑨解讀人心術	淺野八郎著	180元
⑩與上司水乳交融術	秋元隆司著	180元
⑪男女心態定律	小田晉著	180元
⑫幽默說話術	林振輝編著	200元
⑬人能信賴幾分	淺野八郎著	180元
⑭我一定能成功	李玉瓊譯	180元
⑮獻給青年的嘉言	陳蒼杰譯	180元
⑯知人、知面、知其心	林振輝編著	180元
⑰塑造堅強的個性	坂上肇著	180元
⑱爲自己而活	佐藤綾子著	180元
⑲未來十年與愉快生活有約	船井幸雄著	180元
⑳超級銷售話術	杜秀卿譯	180元
㉑感性培育術	黃靜香編著	180元
㉒公司新鮮人的禮儀規範	蔡媛惠譯	180元
㉓傑出職員鍛鍊術	佐佐木正著	180元
㉔面談獲勝戰略	李芳黛譯	180元
㉕金玉良言撼人心	森純大著	180元
㉖男女幽默趣典	劉華亭編著	180元
㉗機智說話術	劉華亭編著	180元
㉘心理諮商室	柯素娥譯	180元
㉙如何在公司頭角崢嶸	佐佐木正著	180元
㉚機智應對術	李玉瓊編著	200元
㉛克服低潮良方	坂野雄二著	180元
㉜智慧型說話技巧	沈永嘉編著	元
㉝記憶力、集中力增進術	廖松濤編著	180元

・精 選 系 列・電腦編號 25

①毛澤東與鄧小平	渡邊利夫等著	280元
②中國大崩裂	江戶介雄著	180元
③台灣・亞洲奇蹟	上村幸治著	220元
④7-ELEVEN高盈收策略	國友隆一著	180元
⑤台灣獨立	森 詠著	200元
⑥迷失中國的末路	江戶雄介著	220元
⑦2000年5月全世界毀滅	紫藤甲子男著	180元
⑧失去鄧小平的中國	小島朋之著	220元
⑨世界史爭議性異人傳	桐生操著	200元
⑩淨化心靈享人生	松濤弘道著	220元
⑪人生心情診斷	賴藤和寬著	220元

⑫中美大決戰	檜山良昭著	220元

•運 動 遊 戲• 電腦編號 26

①雙人運動	李玉瓊譯	160元
②愉快的跳繩運動	廖玉山譯	180元
③運動會項目精選	王佑京譯	150元
④肋木運動	廖玉山譯	150元
⑤測力運動	王佑宗譯	150元

•休 閒 娛 樂• 電腦編號 27

①海水魚飼養法	田中智浩著	300元
②金魚飼養法	曾雪玫譯	250元
③熱門海水魚	毛利匡明著	480元
④愛犬的教養與訓練	池田好雄著	250元

•銀髮族智慧學• 電腦編號 28

①銀髮六十樂逍遙	多湖輝著	170元
②人生六十反年輕	多湖輝著	170元
③六十歲的決斷	多湖輝著	170元

•飲 食 保 健• 電腦編號 29

①自己製作健康茶	大海淳著	220元
②好吃、具藥效茶料理	德永睦子著	220元
③改善慢性病健康藥草茶	吳秋嬌譯	200元
④藥酒與健康果菜汁	成玉編著	250元

•家庭醫學保健• 電腦編號 30

①女性醫學大全	雨森良彥著	380元
②初爲人父育兒寶典	小瀧周曹著	220元
③性活力強健法	相建華著	220元
④30歲以上的懷孕與生產	李芳黛編著	220元
⑤舒適的女性更年期	野末悅子著	200元
⑥夫妻前戲的技巧	笠井寬司著	200元
⑦病理足穴按摩	金慧明著	220元
⑧爸爸的更年期	河野孝旺著	200元
⑨橡皮帶健康法	山田晶著	200元

⑩33天健美減肥	相建華等著	180元
⑪男性健美入門	孫玉祿編著	180元
⑫強化肝臟秘訣	主婦の友社編	200元
⑬了解藥物副作用	張果馨譯	200元
⑭女性醫學小百科	松山榮吉著	200元
⑮左轉健康秘訣	龜田修等著	200元
⑯實用天然藥物	鄭炳全編著	260元
⑰神秘無痛平衡療法	林宗駛著	180元
⑱膝蓋健康法	張果馨譯	180元

・心 靈 雅 集・電腦編號00

①禪言佛語看人生	松濤弘道著	180元
②禪密教的奧秘	葉逯謙譯	120元
③觀音大法力	田口日勝著	120元
④觀音法力的大功德	田口日勝著	120元
⑤達摩禪106智慧	劉華亭編譯	220元
⑥有趣的佛教研究	葉逯謙編譯	170元
⑦夢的開運法	蕭京凌譯	130元
⑧禪學智慧	柯素娥編譯	130元
⑨女性佛教入門	許俐萍譯	110元
⑩佛像小百科	心靈雅集編譯組	130元
⑪佛教小百科趣談	心靈雅集編譯組	120元
⑫佛教小百科漫談	心靈雅集編譯組	150元
⑬佛教知識小百科	心靈雅集編譯組	150元
⑭佛學名言智慧	松濤弘道著	220元
⑮釋迦名言智慧	松濤弘道著	220元
⑯活人禪	平田精耕著	120元
⑰坐禪入門	柯素娥編譯	150元
⑱現代禪悟	柯素娥編譯	130元
⑲道元禪師語錄	心靈雅集編譯組	130元
⑳佛學經典指南	心靈雅集編譯組	130元
㉑何謂「生」 阿含經	心靈雅集編譯組	150元
㉒一切皆空 般若心經	心靈雅集編譯組	150元
㉓超越迷惘 法句經	心靈雅集編譯組	130元
㉔開拓宇宙觀 華嚴經	心靈雅集編譯組	180元
㉕真實之道 法華經	心靈雅集編譯組	130元
㉖自由自在 涅槃經	心靈雅集編譯組	130元
㉗沈默的教示 維摩經	心靈雅集編譯組	150元
㉘開通心眼 佛語佛戒	心靈雅集編譯組	130元
㉙揭秘寶庫 密教經典	心靈雅集編譯組	180元

㉚坐禪與養生	廖松濤譯	110元
㉛釋尊十戒	柯素娥編譯	120元
㉜佛法與神通	劉欣如編著	120元
㉝悟（正法眼藏的世界）	柯素娥編譯	120元
㉞只管打坐	劉欣如編著	120元
㉟喬答摩・佛陀傳	劉欣如編著	120元
㊱唐玄奘留學記	劉欣如編著	120元
㊲佛教的人生觀	劉欣如編譯	110元
㊳無門關（上卷）	心靈雅集編譯組	150元
㊴無門關（下卷）	心靈雅集編譯組	150元
㊵業的思想	劉欣如編著	130元
㊶佛法難學嗎	劉欣如著	140元
㊷佛法實用嗎	劉欣如著	140元
㊸佛法殊勝嗎	劉欣如著	140元
㊹因果報應法則	李常傳編	180元
㊺佛教醫學的奧秘	劉欣如編著	150元
㊻紅塵絕唱	海　若著	130元
㊼佛教生活風情	洪丕謨、姜玉珍著	220元
㊽行住坐臥有佛法	劉欣如著	160元
㊾起心動念是佛法	劉欣如著	160元
㊿四字禪語	曹洞宗青年會	200元
51妙法蓮華經	劉欣如編著	160元
52根本佛教與大乘佛教	葉作森編	180元
53大乘佛經	定方晟著	180元
54須彌山與極樂世界	定方晟著	180元
55阿闍世的悟道	定方晟著	180元
56金剛經的生活智慧	劉欣如著	180元

•經 營 管 理• 電腦編號 01

◎創新經營管理六十六大計（精）	蔡弘文編	780元
①如何獲取生意情報	蘇燕謀譯	110元
②經濟常識問答	蘇燕謀譯	130元
④台灣商戰風雲錄	陳中雄著	120元
⑤推銷大王秘錄	原一平著	180元
⑥新創意・賺大錢	王家成譯	90元
⑦工廠管理新手法	琪　輝著	120元
⑨經營參謀	柯順隆譯	120元
⑩美國實業24小時	柯順隆譯	80元
⑪撼動人心的推銷法	原一平著	150元
⑫高竿經營法	蔡弘文編	120元

⑬如何掌握顧客	柯順隆譯	150元
⑭一等一賺錢策略	蔡弘文編	120元
⑯成功經營妙方	鐘文訓著	120元
⑰一流的管理	蔡弘文編	150元
⑱外國人看中韓經濟	劉華亭譯	150元
⑳突破商場人際學	林振輝編著	90元
㉑無中生有術	琪輝編著	140元
㉒如何使女人打開錢包	林振輝編著	100元
㉓操縱上司術	邑井操著	90元
㉔小公司經營策略	王嘉誠著	160元
㉕成功的會議技巧	鐘文訓編譯	100元
㉖新時代老闆學	黃柏松編著	100元
㉗如何創造商場智囊團	林振輝編譯	150元
㉘十分鐘推銷術	林振輝編譯	180元
㉙五分鐘育才	黃柏松編譯	100元
㉚成功商場戰術	陸明編譯	100元
㉛商場談話技巧	劉華亭編譯	120元
㉜企業帝王學	鐘文訓譯	90元
㉝自我經濟學	廖松濤編譯	100元
㉞一流的經營	陶田生編著	120元
㉟女性職員管理術	王昭國編譯	120元
㊱ＩＢＭ的人事管理	鐘文訓編譯	150元
㊲現代電腦常識	王昭國編譯	150元
㊳電腦管理的危機	鐘文訓編譯	120元
㊴如何發揮廣告效果	王昭國編譯	150元
㊵最新管理技巧	王昭國編譯	150元
㊶一流推銷術	廖松濤編譯	150元
㊷包裝與促銷技巧	王昭國編譯	130元
㊸企業王國指揮塔	松下幸之助著	120元
㊹企業精銳兵團	松下幸之助著	120元
㊺企業人事管理	松下幸之助著	100元
㊻華僑經商致富術	廖松濤編譯	130元
㊼豐田式銷售技巧	廖松濤編譯	180元
㊽如何掌握銷售技巧	王昭國編著	130元
㊿洞燭機先的經營	鐘文訓編譯	150元
52新世紀的服務業	鐘文訓編譯	100元
53成功的領導者	廖松濤編譯	120元
54女推銷員成功術	李玉瓊編譯	130元
55ＩＢＭ人才培育術	鐘文訓編譯	100元
56企業人自我突破法	黃琪輝編著	150元
58財富開發術	蔡弘文編著	130元

㊾成功的店舖設計	鐘文訓編著	150元
㊿企管回春法	蔡弘文編著	130元
㊿小企業經營指南	鐘文訓編譯	100元
㊿商場致勝名言	鐘文訓編譯	150元
㊿迎接商業新時代	廖松濤編譯	100元
㊿新手股票投資入門	何朝乾　編	200元
㊿上揚股與下跌股	何朝乾編譯	180元
㊿股票速成學	何朝乾編譯	200元
㊿理財與股票投資策略	黃俊豪編著	180元
㊿黃金投資策略	黃俊豪編著	180元
㊿厚黑管理學	廖松濤編譯	180元
㊿股市致勝格言	呂梅莎編譯	180元
㊿透視西武集團	林谷燁編譯	150元
㊿巡迴行銷術	陳蒼杰譯	150元
㊿推銷的魔術	王嘉誠譯	120元
㊿60秒指導部屬	周蓮芬編譯	150元
㊿精銳女推銷員特訓	李玉瓊編譯	130元
㊿企劃、提案、報告圖表的技巧	鄭　汶　譯	180元
㊿海外不動產投資	許達守編譯	150元
㊿八百件的世界策略	李玉瓊譯	150元
㊿服務業品質管理	吳宜芬譯	180元
㊿零庫存銷售	黃東謙編譯	150元
㊿三分鐘推銷管理	劉名揚編譯	150元
㊿推銷大王奮鬥史	原一平著	150元
㊿豐田汽車的生產管理	林谷燁編譯	150元

•成功寶庫•電腦編號 02

①上班族交際術	江森滋著	100元
②拍馬屁訣竅	廖玉山編譯	110元
④聽話的藝術	歐陽輝編譯	110元
⑨求職轉業成功術	陳　義編著	110元
⑩上班族禮儀	廖玉山編著	120元
⑪接近心理學	李玉瓊編著	100元
⑫創造自信的新人生	廖松濤編著	120元
⑭上班族如何出人頭地	廖松濤編著	100元
⑮神奇瞬間瞑想法	廖松濤編譯	100元
⑯人生成功之鑰	楊意苓編著	150元
⑲給企業人的諍言	鐘文訓編著	120元
⑳企業家自律訓練法	陳　義編譯	100元
㉑上班族妖怪學	廖松濤編著	100元

㉒猶太人縱橫世界的奇蹟	孟佑政編著	110元
㉓訪問推銷術	黃靜香編著	130元
㉕你是上班族中強者	嚴思圖編著	100元
㉖向失敗挑戰	黃靜香編著	100元
㉚成功頓悟100則	蕭京凌編譯	130元
㉛掌握好運100則	蕭京凌編譯	110元
㉜知性幽默	李玉瓊編譯	130元
㉝熟記對方絕招	黃靜香編譯	100元
㉞男性成功秘訣	陳蒼杰編譯	130元
㊱業務員成功秘方	李玉瓊編著	120元
㊲察言觀色的技巧	劉華亭編著	180元
㊳一流領導力	施義彥編譯	120元
㊴一流說服力	李玉瓊編著	130元
㊵30秒鐘推銷術	廖松濤編譯	150元
㊶猶太成功商法	周蓮芬編譯	120元
㊷尖端時代行銷策略	陳蒼杰編著	100元
㊸顧客管理學	廖松濤編著	100元
㊹如何使對方說Yes	程　羲編著	150元
㊺如何提高工作效率	劉華亭編著	150元
㊼上班族口才學	楊鴻儒譯	120元
㊽上班族新鮮人須知	程　羲編著	120元
㊾如何左右逢源	程　羲編著	130元
㊿語言的心理戰	多湖輝著	130元
51扣人心弦演說術	劉名揚編著	120元
55性惡企業管理學	陳蒼杰譯	130元
56自我啟發200招	楊鴻儒編著	150元
57做個傑出女職員	劉名揚編著	130元
58靈活的集團營運術	楊鴻儒編著	120元
60個案研究活用法	楊鴻儒編著	130元
61企業教育訓練遊戲	楊鴻儒編著	120元
62管理者的智慧	程　義編譯	130元
63做個佼佼管理者	馬筱莉編譯	130元
66活用佛學於經營	松濤弘道著	150元
67活用禪學於企業	柯素娥編譯	130元
68詭辯的智慧	沈永嘉編譯	150元
69幽默詭辯術	廖玉山編譯	150元
70拿破崙智慧箴言	柯素娥編譯	130元
71自我培育・超越	蕭京凌編譯	150元
74時間即一切	沈永嘉編譯	130元
75自我脫胎換骨	柯素娥譯	150元
76贏在起跑點—人才培育鐵則	楊鴻儒編譯	150元

⑺做一枚活棋	李玉瓊編譯	130元
⑻面試成功戰略	柯素娥編譯	130元
⑼自我介紹與社交禮儀	柯素娥編譯	150元
⑽說NO的技巧	廖玉山編譯	130元
⑾瞬間攻破心防法	廖玉山編譯	120元
⑿改變一生的名言	李玉瓊編譯	130元
⒀性格性向創前程	楊鴻儒編譯	130元
⒁訪問行銷新竅門	廖玉山編譯	150元
⒂無所不達的推銷話術	李玉瓊編譯	150元

•處世智慧•電腦編號 03

①如何改變你自己	陸明編譯	120元
⑥靈感成功術	譚繼山編譯	80元
⑧扭轉一生的五分鐘	黃柏松編譯	100元
⑩現代人的詭計	林振輝譯	100元
⑫如何利用你的時間	蘇遠謀譯	80元
⑬口才必勝術	黃柏松編譯	120元
⑭女性的智慧	譚繼山編譯	90元
⑮如何突破孤獨	張文志編譯	80元
⑯人生的體驗	陸明編譯	80元
⑰微笑社交術	張芳明譯	90元
⑱幽默吹牛術	金子登著	90元
⑲攻心說服術	多湖輝著	100元
⑳當機立斷	陸明編譯	70元
㉑勝利者的戰略	宋恩臨編譯	80元
㉒如何交朋友	安紀芳編著	70元
㉓鬥智奇謀（諸葛孔明兵法）	陳炳崑著	70元
㉔慧心良言	亦　奇著	80元
㉕名家慧語	蔡逸鴻主編	90元
㉗稱霸者啟示金言	黃柏松編譯	90元
㉘如何發揮你的潛能	陸明編譯	90元
㉙女人身態語言學	李常傳譯	130元
㉚摸透女人心	張文志譯	90元
㉛現代戀愛秘訣	王家成譯	70元
㉜給女人的悄悄話	妮倩編譯	90元
㉞如何開拓快樂人生	陸明編譯	90元
㉟驚人時間活用法	鐘文訓譯	80元
㊱成功的捷徑	鐘文訓譯	70元
㊲幽默逗笑術	林振輝著	120元
㊳活用血型讀書法	陳炳崑譯	80元

㊴心　燈	葉于模著	100元
㊵當心受騙	林顯茂譯	90元
㊶心・體・命運	蘇燕謀譯	70元
㊷如何使頭腦更敏銳	陸明編譯	70元
㊸宮本武藏五輪書金言錄	宮本武藏著	100元
㊺勇者的智慧	黃柏松編譯	80元
㊼成熟的愛	林振輝譯	120元
㊽現代女性駕馭術	蔡德華著	90元
㊾禁忌遊戲	酒井潔著	90元
㊾摸透男人心	劉華亭編譯	80元
53如何達成願望	謝世輝著	90元
54創造奇蹟的「想念法」	謝世輝著	90元
55創造成功奇蹟	謝世輝著	90元
57幻想與成功	廖松濤譯	80元
58反派角色的啟示	廖松濤編譯	70元
59現代女性須知	劉華亭編著	75元
62如何突破內向	姜倩怡編譯	110元
64讀心術入門	王家成編譯	100元
65如何解除內心壓力	林美羽編著	110元
66取信於人的技巧	多湖輝著	110元
67如何培養堅強的自我	林美羽編著	90元
68自我能力的開拓	卓一凡編著	110元
70縱橫交涉術	嚴思圖編著	90元
71如何培養妳的魅力	劉文珊編著	90元
72魅力的力量	姜倩怡編著	90元
75個性膽怯者的成功術	廖松濤編譯	100元
76人性的光輝	文可式編著	90元
79培養靈敏頭腦秘訣	廖玉山編著	90元
80夜晚心理術	鄭秀美編譯	80元
81如何做個成熟的女性	李玉瓊編著	80元
82現代女性成功術	劉文珊編著	90元
83成功說話技巧	梁惠珠編譯	100元
84人生的真諦	鐘文訓編譯	100元
85妳是人見人愛的女孩	廖松濤編著	120元
87指尖・頭腦體操	蕭京凌編譯	90元
88電話應對禮儀	蕭京凌編著	120元
89自我表現的威力	廖松濤編譯	100元
90名人名語啟示錄	喬家楓編著	100元
91男與女的哲思	程鐘梅編譯	110元
92靈思慧語	牧　風著	110元
93心靈夜語	牧　風著	100元

②血型・人際關係	黃靜編著	120元
③血型・妻子	黃靜編著	110元
④血型・丈夫	廖玉山編譯	130元
⑤血型・升學考試	沈永嘉編譯	120元
⑥血型・臉型・愛情	鐘文訓編譯	120元
⑦現代社交須知	廖松濤編譯	100元
⑧簡易家庭按摩	鐘文訓編譯	150元
⑨圖解家庭看護	廖玉山編譯	120元
⑩生男育女隨心所欲	岡正基編著	160元
⑪家庭急救治療法	鐘文訓編著	100元
⑫新孕婦體操	林曉鐘譯	120元
⑬從食物改變個性	廖玉山編譯	100元
⑭藥草的自然療法	東城百合子著	200元
⑮糙米菜食與健康料理	東城百合子著	180元
⑯現代人的婚姻危機	黃　靜編著	90元
⑰親子遊戲　0歲	林慶旺編譯	100元
⑱親子遊戲　1～2歲	林慶旺編譯	110元
⑲親子遊戲　3歲	林慶旺編譯	100元
⑳女性醫學新知	林曉鐘編譯	130元
㉑媽媽與嬰兒	張汝明編譯	180元
㉒生活智慧百科	黃　靜編譯	100元
㉓手相・健康・你	林曉鐘編譯	120元
㉔菜食與健康	張汝明編譯	110元
㉕家庭素食料理	陳東達著	140元
㉖性能力活用秘法	米開・尼里著	150元
㉗兩性之間	林慶旺編譯	120元
㉘性感經穴健康法	蕭京凌編譯	150元
㉙幼兒推拿健康法	蕭京凌編譯	100元
㉚談中國料理	丁秀山編著	100元
㉛舌技入門	增田豐　著	160元
㉜預防癌症的飲食法	黃靜香編譯	150元
㉝性與健康寶典	黃靜香編譯	180元
㉞正確避孕法	蕭京凌編譯	180元
㉟吃的更漂亮美容食譜	楊萬里著	120元
㊱圖解交際舞速成	鐘文訓編譯	150元
㊲觀相導引術	沈永嘉譯	130元
㊳初為人母12個月	陳義譯	180元
㊴圖解麻將入門	顧安行編譯	160元
㊵麻將必勝秘訣	石利夫編譯	160元
㊶女性一生與漢方	蕭京凌編譯	100元
㊷家電的使用與修護	鐘文訓編譯	160元

㊸錯誤的家庭醫療法	鐘文訓編譯	100元
㊹簡易防身術	陳慧珍編譯	150元
㊺茶健康法	鐘文訓編譯	130元
㊻雞尾酒大全	劉雪卿譯	180元
㊼生活的藝術	沈永嘉編著	120元
㊽雜草雜果健康法	沈永嘉編著	120元
㊾如何選擇理想妻子	荒谷慈著	110元
㊿如何選擇理想丈夫	荒谷慈著	110元
51中國食與性的智慧	根本光人著	150元
52開運法話	陳宏男譯	100元
53禪語經典＜上＞	平田精耕著	150元
54禪語經典＜下＞	平田精耕著	150元
55手掌按摩健康法	鐘文訓譯	180元
56脚底按摩健康法	鐘文訓譯	150元
57仙道運氣健身法	李玉瓊譯	150元
58健心、健體呼吸法	蕭京凌譯	120元
59自彊術入門	蕭京凌譯	120元
60指技入門	增田豐著	160元
61下半身鍛鍊法	增田豐著	180元
62表象式學舞法	黃靜香編譯	180元
63圖解家庭瑜伽	鐘文訓譯	130元
64食物治療寶典	黃靜香編譯	130元
65智障兒保育入門	楊鴻儒譯	130元
66自閉兒童指導入門	楊鴻儒譯	180元
67乳癌發現與治療	黃靜香譯	130元
68盆栽培養與欣賞	廖啟新編譯	180元
69世界手語入門	蕭京凌編譯	180元
70賽馬必勝法	李錦雀編譯	200元
71中藥健康粥	蕭京凌編譯	120元
72健康食品指南	劉文珊編譯	130元
73健康長壽飲食法	鐘文訓編譯	150元
74夜生活規則	增田豐著	160元
75自製家庭食品	鐘文訓編譯	200元
76仙道帝王招財術	廖玉山譯	130元
77「氣」的蓄財術	劉名揚譯	130元
78佛教健康法入門	劉名揚譯	130元
79男女健康醫學	郭汝蘭譯	150元
80成功的果樹培育法	張煌編譯	130元
81實用家庭菜園	孔翔儀編譯	130元
82氣與中國飲食法	柯素娥編譯	130元
83世界生活趣譚	林其英著	160元

⑩解救你的心臟	鐘文訓編譯	100元
⑤①牙齒保健法	廖玉山譯	90元
⑤②超人氣功法	陸明編譯	110元
⑤④借力的奇蹟(1)	力拔山著	100元
⑤⑤借力的奇蹟(2)	力拔山著	100元
⑤⑥五分鐘小睡健康法	呂添發撰	120元
⑤⑦禿髮、白髮預防與治療	陳炳崑撰	120元
⑤⑨艾草健康法	張汝明編譯	90元
⑥⓪一分鐘健康診斷	蕭京凌編譯	90元
⑥①念術入門	黃静香編譯	90元
⑥②念術健康法	黃静香編譯	90元
⑥③健身回春法	梁惠珠編譯	100元
⑥④姿勢養生法	黃秀娟編譯	90元
⑥⑤仙人瞑想法	鐘文訓譯	120元
⑥⑥人蔘的神效	林慶旺譯	100元
⑥⑦奇穴治百病	吳通華著	120元
⑥⑧中國傳統健康法	靳海東著	100元
⑦①酵素健康法	楊　皓編譯	120元
⑦③腰痛預防與治療	五味雅吉著	130元
⑦④如何預防心臟病・腦中風	譚定長等著	100元
⑦⑤少女的生理秘密	蕭京凌譯	120元
⑦⑥頭部按摩與針灸	楊鴻儒譯	100元
⑦⑦雙極療術入門	林聖道著	100元
⑦⑧氣功自療法	梁景蓮著	120元
⑦⑨大蒜健康法	李玉瓊編譯	100元
⑧①健胸美容秘訣	黃靜香譯	120元
⑧②鍺奇蹟療效	林宏儒譯	120元
⑧③三分鐘健身運動	廖玉山譯	120元
⑧④尿療法的奇蹟	廖玉山譯	120元
⑧⑤神奇的聚積療法	廖玉山譯	120元
⑧⑥預防運動傷害伸展體操	楊鴻儒編譯	120元
⑧⑧五日就能改變你	柯素娥譯	110元
⑧⑨三分鐘氣功健康法	陳美華譯	120元
⑨①道家氣功術	早島正雄著	130元
⑨②氣功減肥術	早島正雄著	120元
⑨③超能力氣功法	柯素娥譯	130元
⑨④氣的瞑想法	早島正雄著	120元

・家庭／生活・電腦編號05

①單身女郎生活經驗談	廖玉山編著	100元

㉞胎教二八〇天	鄭淑美譯	180元
㉟酒自己動手釀	柯素娥編著	160元
86自己動「手」健康法	劉雪卿譯	160元
87香味活用法	森田洋子著	160元
88寰宇趣聞搜奇	林其英著	200元
89手指回旋健康法	栗田昌裕著	200元
90家庭巧妙收藏	蘇秀玉譯	200元
91餐桌禮儀入門	風間璋子著	200元
92住宅設計要訣	吉田春美著	200元

・命理與預言・電腦編號06

①星座算命術	張文志譯	120元
②中國式面相學入門	蕭京凌編著	180元
③圖解命運學	陸明編著	200元
④中國秘傳面相術	陳炳崑編著	110元
⑤13星座占星術	馬克・矢崎著	200元
⑥命名彙典	水雲居士編著	180元
⑦簡明紫微斗術命運學	唐龍編著	220元
⑧住宅風水吉凶判斷法	琪輝編譯	180元
⑨鬼谷算命秘術	鬼谷子著	200元
⑩密教開運咒法	中岡俊哉著	250元
⑪女性星魂術	岩滿羅門著	200元
⑫簡明四柱推命學	李常傳編譯	150元
⑬手相鑑定奧秘	高山東明著	200元
⑭簡易精確手相	高山東明著	200元
⑮13星座戀愛占卜	彤雲編譯組	200元
⑯女巫的咒法	柯素娥譯	230元
⑰六星命運占卜學	馬文莉編著	230元
⑱樸克牌占卜入門	王家成譯	100元
⑲Ａ血型與十二生肖	鄒雲英編譯	90元
⑳Ｂ血型與十二生肖	鄒雲英編譯	90元
㉑Ｏ血型與十二生肖	鄒雲英編譯	100元
㉒ＡＢ血型與十二生肖	鄒雲英編譯	90元
㉓筆跡占卜學	周子敬著	220元
㉔神秘消失的人類	林達中譯	80元
㉕世界之謎與怪談	陳炳崑譯	80元
㉖符咒術入門	柳玉山人編	150元
㉗神奇的白符咒	柳玉山人編	160元
㉘神奇的紫符咒	柳玉山人編	200元
㉙秘咒魔法開運術	吳慧鈴編譯	180元

國家圖書館出版品預行編目資料

享瘦從腳開始／山田陽子著，杜秀卿譯
——初版——臺北市，大展，民86
面；　公分——（婦幼天地；45）
譯自：みるみる脚からヤセてきた
ISBN 957-557-779-5（平裝）

1.減肥　2.美容

411.35　86014332

享瘦從腳開始

ISBN 957-557-779-5

原著者／山田陽子
編譯者／杜秀卿
發行人／蔡森明
出版者／大展出版社有限公司
社　址／台北市北投區（石牌）致遠一路二段12巷1號
電　話／(02) 28236031・28236033
傳　眞／(02) 28272069
郵政劃撥／0166955－1
登記證／局版臺業字第2171號
承印者／國順圖書印刷公司
裝　訂／嶸興裝訂有限公司
排版者／千兵企業有限公司
電　話／(02) 8812643
初版1刷／1997年（民86年）12月

定　價／180元

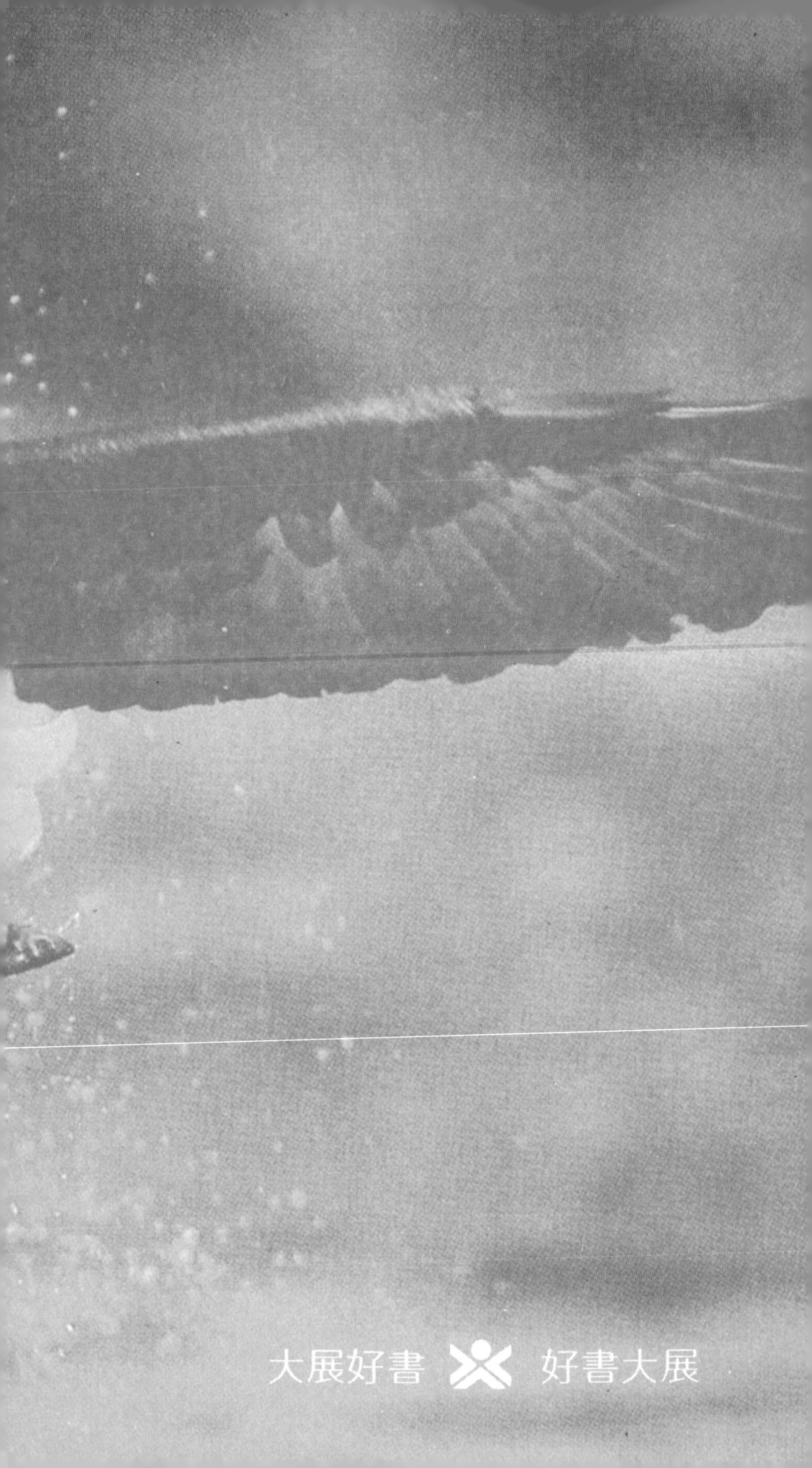
大展好書 好書大展

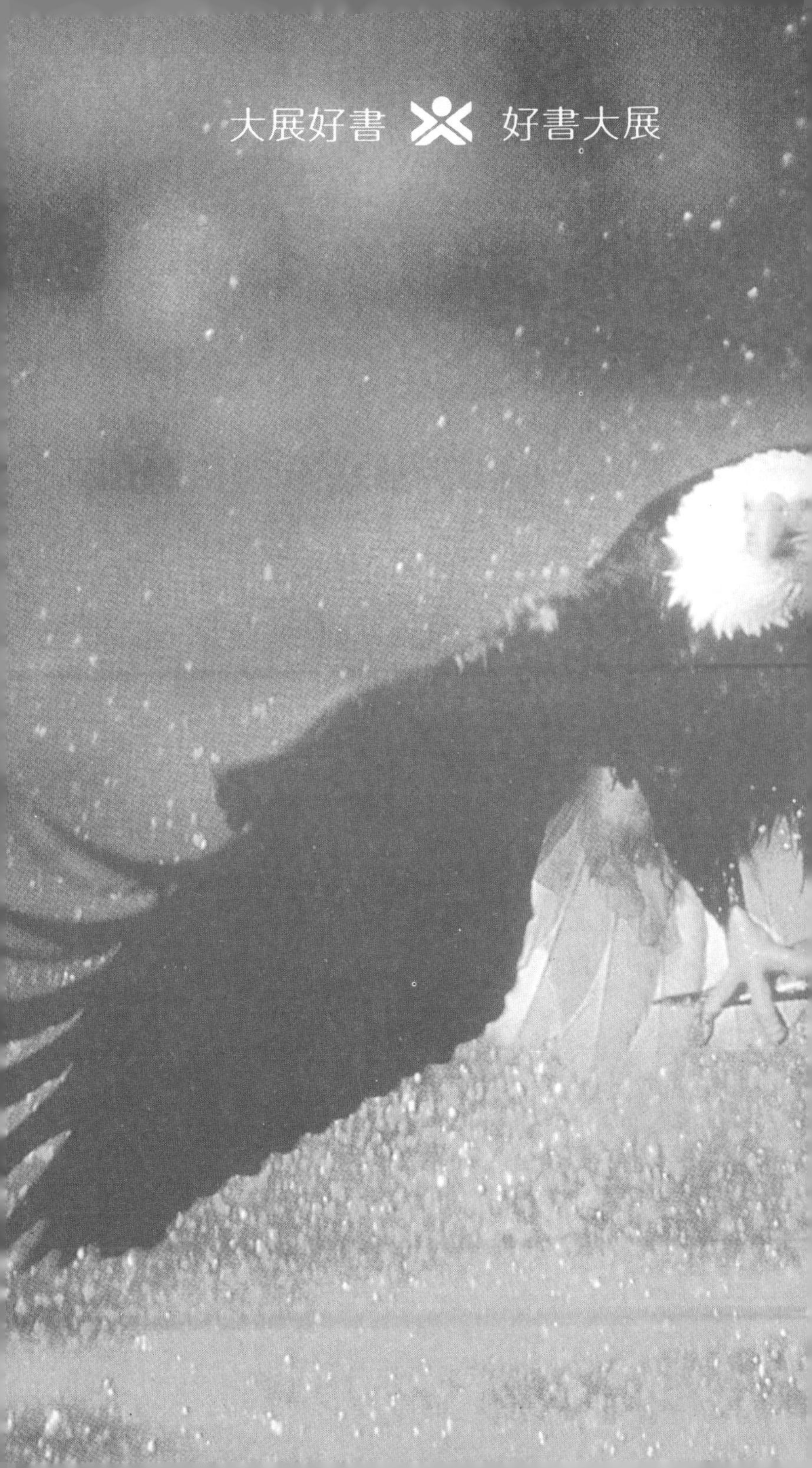
大展好書 好書大展